AF532813

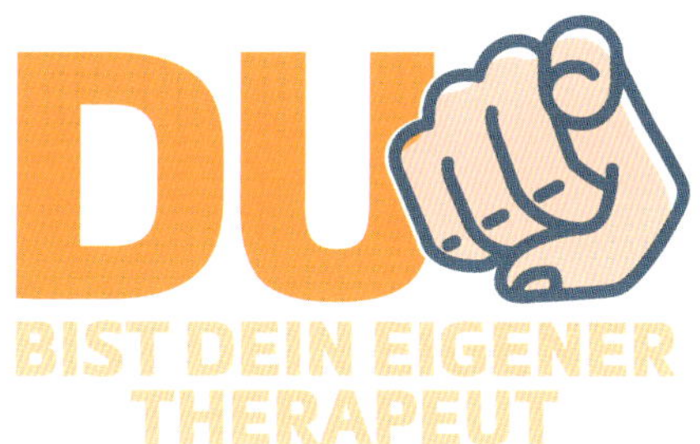
DU
BIST DEIN EIGENER
THERAPEUT

Andreas Alt • Bernard C. Kolster

Knie-schmerzen

Wie ich meine Beschwerden selbst in drei einfachen Schritten in den Griff bekomme

KVM – Der Medizinverlag

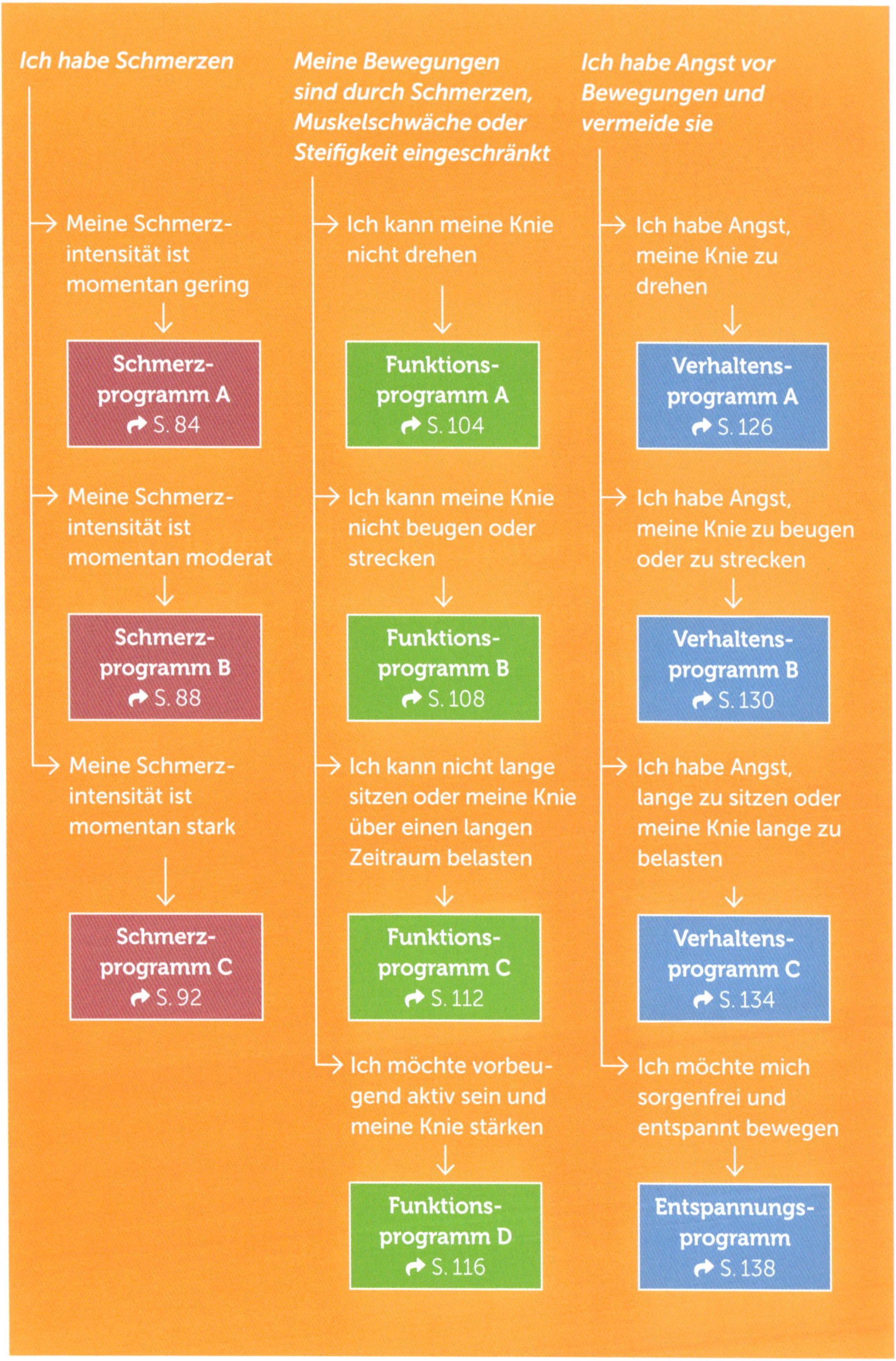

Ich habe Schmerzen

→ Meine Schmerzintensität ist momentan gering
↓
Schmerzprogramm A S. 84

→ Meine Schmerzintensität ist momentan moderat
↓
Schmerzprogramm B S. 88

→ Meine Schmerzintensität ist momentan stark
↓
Schmerzprogramm C S. 92

Meine Bewegungen sind durch Schmerzen, Muskelschwäche oder Steifigkeit eingeschränkt

→ Ich kann meine Knie nicht drehen
↓
Funktionsprogramm A S. 104

→ Ich kann meine Knie nicht beugen oder strecken
↓
Funktionsprogramm B S. 108

→ Ich kann nicht lange sitzen oder meine Knie über einen langen Zeitraum belasten
↓
Funktionsprogramm C S. 112

→ Ich möchte vorbeugend aktiv sein und meine Knie stärken
↓
Funktionsprogramm D S. 116

Ich habe Angst vor Bewegungen und vermeide sie

→ Ich habe Angst, meine Knie zu drehen
↓
Verhaltensprogramm A S. 126

→ Ich habe Angst, meine Knie zu beugen oder zu strecken
↓
Verhaltensprogramm B S. 130

→ Ich habe Angst, lange zu sitzen oder meine Knie lange zu belasten
↓
Verhaltensprogramm C S. 134

→ Ich möchte mich sorgenfrei und entspannt bewegen
↓
Entspannungsprogramm S. 138

Inhalt

Vorwort

Unser Plan, einen Ratgeber zur Eigentherapie von Kniebeschwerden zu entwickeln, kam durch unsere Erfahrung im alltäglichen Praxisbetrieb zustande. Die Physiotherapie ist heutzutage für Kniebeschwerden ein nicht mehr wegzudenkender Qualitätsfaktor im Gesundheitswesen. Was ist jedoch, wenn deine Kniebeschwerden nicht durch die bekannten Empfehlungen und Maßnahmen verschwinden?

Heutzutage wissen wir, dass die allseits bekannten Methoden zur Bekämpfung von Kniebeschwerden durch neue Therapieformen ersetzt werden müssen. Denn wer gegenwärtig noch ausschließlich auf Massagen, Schmerzmedikamente oder das passive Mobilisieren des Kniegelenks vertraut, hat ein Problem. Diese Methoden sind nicht effektiv, weil sie nicht an den Ursachen der Beschwerden ansetzen. Zudem haben sie keine langfristige Wirkung. Die Wiederkehr deines Knieleidens ist damit kaum vermeidbar.

Die moderne Wissenschaft in der Orthopädie zeigt es deutlich: Nicht der Schmerz oder die Einschränkung selbst ist das Problem, sondern deren Ursachen! Nun wirst du denken: „Die Ursache ist doch ganz klar: Mein Kniegelenk ist blockiert oder gefährlich entzündet, die Bänder sind beschädigt, der Meniskus gerissen oder das Knie ist einfach abgenutzt und damit nicht mehr zu gebrauchen." Diese Gedanken sind nachvollziehbar, weil sie sehr einfach und klar vorstellbar wirken. Zudem stimmt es auch, solche Ursachen gibt es tatsächlich, doch die meisten Knieschmerzen gehen nicht mit akuten Verletzungen der Bänder, Muskeln, Sehnen, Menisken oder des Knorpelgewebes einher. Die häufigste Form der Kniebeschwerden ist der sogenannte „Patellofemorale Schmerz“ und bezeichnet Schmerzen, die hinter der Kniescheibe auftreten. Sie machen rund ein Drittel aller Knieschmerzen aus und betreffen knapp jede sechste Person in Deutschland. Ihre Ursache liegt nicht etwa in gefährlichen Strukturschäden, wie z. B. Bänder-, Sehnen-, Muskel- oder Meniskusrissen, sondern in einer unzureichenden muskulären und bindegewebigen Stabilisation des Kniegelenks. Zudem kann ein ungünstiges Verhältnis zwischen den Belastungs- und Entlastungsphasen Knieschmerzen provozieren. Wer sich also zu stark oder zu wenig beansprucht, sei es im Sport oder im Alltag, erhöht das Risiko für Knieschmerzen. Hinzu kommt die schmerzverstärkende Wirkung von Stress, Sorgen oder Angst, die bei allen Schmerzzuständen des menschlichen Skelett- und Muskelsystems bedeutsam ist.

Eine Entzündung des Kniegelenks, verschobene Gelenkpartner oder gerissene Sehnen und Bänder bedeuten fast immer höllische Schmerzen und eine aufwendige ärztliche Therapie. Ein Glück, dass diese Verletzungen eher selten sind!

Viel häufiger sind die Gründe deiner Beschwerden ganz anders. Der Druck von außen auf die eigene Belastbarkeit, immer größere Erwartungen auf körperlicher und geistiger Ebene an sich selbst und das kaum erlöschende Gefühl von „Da-geht-noch-Mehr“ bestimmen unseren Alltag. Dabei stehen die überdauernden gesundheits- und belastbarkeitsfördernden Aktivitäten hinten an – weil sie vielleicht nicht bekannt sind oder die Idee fehlt, was konkret und in welchem Maße wir tun sollten.

Um die Ansätze zur Selbstbehandlung zu verstehen und deine Kniebeschwerden wirksam zum Verschwinden zu bringen, solltest du deine Aufmerksamkeit den Inhalten dieses Buches schenken. Diese wurden von zahlreichen Patienten geprüft und für einmalig effektiv befunden. Nutze also die Chance, die für dich zur Lösung deiner Beschwerden bereitsteht. Wir wünschen dir, dass du nie wieder einen Schritt in Richtung deines Arztes oder Physiotherapeuten setzen musst, weil du deine Kniebeschwerden selbstständig überwinden konntest – getreu dem Motto dieses Ratgebers: „Hilf dir selbst!"

Zu guter Letzt bleibt noch unsere Bitte an dich, deine Erfahrungen mit den Selbstbehandlungsprogrammen mit uns zu teilen. Wir freuen uns auf dein Feedback!

Mit besten Grüßen
Andreas Alt und Bernard C. Kolster

Einleitung

Derzeit ist Knieschmerz ein zunehmendes gesundheitliches Problem. Neben Nacken-, Rücken- und Schulterschmerzen sind Knieschmerzen ein fast ebenso häufig anzutreffendes Beschwerdebild. Rund 16 % der Gesamtbevölkerung in Deutschland leiden unter Knieschmerzen, obgleich keine gefährliche Ursache diagnostiziert wird, wie z. B. ein Sehnen- oder Bänderriss, Knochenbruch, eine schwerwiegende Entzündung oder eine Gelenkkapselverletzung (RKI 2017). Es sticht, es brennt oder es drückt bei unterschiedlichen Aktivitäten im Alltag, Beruf oder beim Sport. Der so wahrnehmbare und oft stark limitierende Schmerz ist geprägt von verschiedenen Zeiträumen und Ursachen. So gehst du vielleicht deiner beruflichen Tätigkeit im Büro nach und quälst dich seit Langem und immer wieder mit „drückenden" Knieschmerzen. Dein gleichaltriger Kollege hingegen klagt nur selten und wenn, dann eher kurz über ein „Ziehen" im Kniegelenksbereich, welches nach einigen Tagen bis Wochen wieder verschwindet. Hinzu kommt ein dritter Kollege, der ebenfalls schon über „stechende" Knieschmerzen klagte, welche bei ihm bereits nach drei Tagen verschwanden. Diese Situationen sind unser alltägliches, medizinisches Themengebiet. Die Liste ist mit den unterschiedlichen Leidensberichten der Betroffenen gefüllt, und es zeigen sich immer die drei quälenden Fragen: „Was ist an meinem Knie kaputt?", „Woher kommen die Schmerzen?" und „Wieso werden sie nicht besser?"

Doch warum treten solche Kniebeschwerden immer wieder auf und wieso leiden Sportler, Handwerker und Bürotätige alle an Knieschmerzen? Es scheint gerade so, als wären die meisten Versuche zur Abhilfe unwirksam (Smith et al. 2018b). Wir fragen die Patienten, wie denn ihre Versuche, die Beschwerden zu reduzieren, ausgesehen haben. Der ärztliche Erstkontakt wird regelmäßig als Start erwähnt, gefolgt von der Überweisung zum Physiotherapeuten. Der Arzt stellt eine meistens eher als „nichtssagend" einzustufende Diagnose, wie etwa das „Patellofemorale Schmerzsyndrom". Nur selten findet der Arzt eine Verletzung der Sehnen oder Bänder am Kniegelenk, eine Fraktur der beteiligten Knochen, eine gefährliche Infektion oder schwerwiegende Entzündung, wie z. B. schwere Formen der Schleimbeutelentzündung, Arthrosen oder Gelenkkapselverletzungen (Crossley et al. 2016, Willy et al. 2019). In der Physiotherapie werden dann anschließend die Gelenkpartner deines Kniegelenks mobilisiert, die Muskeln deiner Oberschenkel- und Gesäßmuskulatur massiert oder getriggert. Manchmal nehmen die Schmerzen ab, doch oft nicht mal das. Häufig kommen die Beschwerden wieder und meistens ist das Muster gleich: Der Beruf stresst, die Familie braucht Hilfe und der Sport wird immer weiter reduziert.

Wie häufig kommst du zur Physiotherapie und wirst nach deinen alltäglichen Lebensumständen befragt? Nie? Wird stattdessen dein Knie erst einmal mobilisiert und massiert oder werden deine angeblich blockierten Gelenkpartner mit einem kräftigen „Rucken" bearbeitet? Wenn das so ist, dann bleiben die heute bekannten Ursachen von Kniebeschwerden unberücksichtigt und die entsprechenden Therapiemethoden ungenutzt. Und das ist der Punkt: Wir wissen heute um die Komplexität der Kniebeschwerden viel besser Bescheid als noch vor einigen Jahren. Häufig sind die Methoden und Empfehlungen zur Therapie von Kniebeschwerden überholt und nicht mehr zutreffend. Wir wissen inzwischen, dass vor allem der Lebensstil, die körperliche Aktivität und die Einwirkungen des alltäglichen Umfelds für die Entstehung, aber auch für die erfolgreiche Rehabilitation der Kniebeschwerden zu nennen sind. Dies bestätigen zahlreiche Forschungen (Crossley et al. 2016, Maclachlan 2020, Phyomaung et al. 2014, Willy et al. 2019). Doch was heißt das? Wir leben in einer Leistungsgesellschaft, die fast ausschließlich mit der Perfektion des Alltags einhergeht. So geht es z. B. um die herausragende berufliche Leistung, den „zielführenden" Umgang mit Freundschaften, die perfekte Familie oder das Immer-besser-Werden im Sport. Was fehlt, ist das gesunde Maß. Damit verbunden sind meist auch die Reduktion entspannender und ausgleichender Aktivitäten, wie z. B. Bewegung, und eine energieraubende anstatt einer gesunden Verarbeitung von Sorgen. Fehlinformationen über die Belastbarkeit des Kniegelenks oder die im Zusammenhang mit Kniebeschwerden oft erwähnten Risiken steigern den negativen Verarbeitungsprozess weiter (Maclachlan et al. 2020, Phyomaung et al. 2014). Warum dies hier erwähnt wird? Weil es an der Zeit ist, mit alten Mythen aufzuräumen und dir die nachhaltige Form der Therapie von Kniebeschwerden für den Eigenbrauch zu ermöglichen.

Zehn Mythen über Knieschmerzen

Mythos 1

Büroarbeit verursacht keine Knieschmerzen!

Falsch! Langes Sitzen vor dem Computer sowie andere langandauernde sitzende Tätigkeiten zusammen mit Bewegungsarmut verursachen Knieschmerzen (Collins et al. 2016).

Mythos 2

Joggen zerstört die Kniegelenke!

Falsch! Regelmäßige und zielgerichtete Beanspruchungen der Kniegelenke, wie es ein planmäßiges Lauftraining darstellt, zerstören das Kniegelenk nicht, sondern stärken den Knorpel, die Muskulatur und die Knochen des Kniegelenks (Lo et al. 2017). Letztlich wird das Kniegelenk durch ein angepasstes Training belastbarer.

Mythos 3

Massagen oder das passive Mobilisieren von Kniegelenkspartnern durch Physiotherapeuten beheben die Ursachen von Kniebeschwerden!

Falsch! Hierbei handelt es sich lediglich um eine Behandlung der Symptome, in diesem Fall „Schmerz". Die schmerzfördernden Umstände, wie monotone Beanspruchung, Bewegungsarmut, muskuläre Schwäche oder einfach die Angst vor Schäden am Kniegelenk, z. B. durch das „Überlasten" des Kniegelenks, werden dabei nicht berücksichtigt (Alt et al. 2016, Turner et al. 2020, Willy et al. 2019).

Mythos 4

Das „Knacken" bei der Beugung und Streckung des Kniegelenks weist auf Schäden hin!

Falsch! Physiologische (nicht krankheitsbedingte) Geräusche des Knies kommen weitaus häufiger vor als pathologische (krankheitsbedingte) Geräusche (McCoy et al. 1987). McCoy et al. untersuchten in ihrer Studie das Vorkommen von Kniegelenksgeräuschen bei 250 gesunde Personen und fanden heraus, dass bei knapp 99 % (!) der gesunden Probanden ohne Kniegelenksbeschwerden oder Vorerkrankungen Gelenkgeräusche hörbar waren. Physiologische Kniegelenksgeräusche charakterisieren sich dadurch, dass sie schwierig zu beschreiben und weder ein Unfall noch ein Trauma vorausgegangen sind. Dennoch führen Gelenkgeräusche häufig dazu, dass sich Betroffene sorgen, und veranlassen fälschlicherweise zur Annahme, es bestünden Schäden (Oliveira Silva et al. 2018, Pazzinatto et al. 2019). Gelenkgeräusche wie ein Knacken oder Knirschen sind auf physiologische Vorgänge zurückzuführen und entstehen durch das plötzliche Entweichen eines Unterdrucks, aber auch durch die normale und unschädliche Reibung von Strukturen, wie z. B. Bändern oder Sehnen (Oliveira Silva et al. 2018, Pazzinatto et al. 2019).

Mythos 5

Die Operation ist die beste Behandlungsoption für Knieschmerzen!

Falsch! Ein chirurgischer Eingriff wird bei unspezifischem Knieschmerz nicht empfohlen. Unspezifisch bedeutet, dass ein eindeutig diagnostizierter Strukturschaden fehlt, wie z. B. ein Bänderriss. Stattdessen wird zu einer konservativen Therapie geraten, z. B. Physiotherapie oder Sporttherapie (Biesenbach 2014, Osthoff 2019). Sogar bei eindeutigen Knieverletzungen, wie z. B. bei Meniskus- oder Knorpelverletzungen, ist in der Regel eine konservative Therapie empfehlenswerter als ein operativer Eingriff (Doral et al. 2018). Lediglich in Ausnahmefällen, wenn z. B. ein Meniskus gerissen und zusätzlich eingeklemmt ist, wird zur Operation geraten (Mosser et al. 2015).

Mythos 6

Tiefe Kniebeugen schaden dem Knorpel des Kniegelenks!

Falsch! Im Gegensatz zur allgemeinen Annahme sind tiefe Kniebeugen im Vergleich zu „flachen" Kniebeugen (Kniegelenkswinkel kleiner als 90°) nicht schädlich für die Strukturen des Kniegelenks (Knorpel, Bänder, Knochen) (Calhoon & Fry 1999, Chen et al. 2020, Schoenfeld & Williams 2012). Die Forschungsergebnisse zeigen, dass die Belastung für Kreuzbänder und Kniescheibengelenke, die angeblich zur Entwicklung von Kniegelenksschäden beitragen sollen, bei „flachen" Kniebeugen (bis zu 90° Beugungswinkel) und tiefen Kniebeugen vergleichbar sind (Salem et al. 2001). Das liegt daran, dass die Kniescheibe bei tiefen Kniebeugen weiter nach oben auf den Oberschenkelknochen gleitet und sich dabei die Kontaktfläche zwischen Kniescheibe und Oberschenkel vergrößert. Durch die vergrößerte Kontaktfläche verteilt sich die Kraft bei tiefen Kniebeugen besser und die punktuelle Druckbelastung verringert sich sogar (Hartmann et al. 2013, Li et al. 2004, Lynn et al. 2012, Wallace et al. 2002). Anders verhält es sich mit der Belastung des Gelenks zwischen Ober- und Unterschenkel. Hier steigt die Gelenkbelastung zwar mit zunehmender Tiefe der Kniebeuge, doch weisen Studienergebnisse darauf hin, dass die Kompressionsbelastung nicht schädlich ist oder zu Verletzungen führt (Calhoon & Fry 1999, Schoenfeld 2010). Auch aktuelle und großangelegte Untersuchungen lassen selbst bei Patienten mit starker Vorschädigung des Kniegelenks keine Verschlimmerung der Schädigungen des Kniegelenkknorpels erkennen (Bricca et al. 2019). Stattdessen wurde herausgefunden, dass die Strukturen des Kniegelenks (Muskeln, Sehnen, Bänder, Knorpel) durch Kniebeugen gestärkt werden (Salem et al. 2001, Steiner et al. 1986, Zhang et al. 2007).

Mythos 7

Bei Knorpelverschleiß (Arthrose) im Kniegelenk sind keine kniebeanspruchenden Aktivitäten erlaubt!

Falsch! Eine angemessene, nicht übermäßige Belastung der Kniegelenke beschleunigt nicht die Entwicklung einer Kniearthrose (Bosomworth 2009). Die Annahme konnte selbst bei Vorschädigung des Kniegelenks, wie z. B. einem erlittenen und auskurierten Kreuzbandriss, bislang nicht bestätigt werden. Das Gegenteil wird beobachtet: Die Funktion des Kniegelenks scheint sich durch regelmäßige und geplante Kniebelastung, z. B. Krafttraining, sogar zu verbessern, während sich Schmerzen und Funktionseinschränkungen bei Sporttreibenden reduzieren. Im wissenschaftlichen Diskurs wird debattiert, dass systematische Bewegungstherapien, wie z. B. Krafttraining, bei der Behandlung von Kniearthrosen zu wenig eingesetzt werden (Bosomworth 2009).

Mythos 8

Knieschmerzen entstehen immer durch Überbeanspruchungen und den darauffolgenden Schäden am Kniegelenk!

Falsch! Knieschmerzen werden wie viele andere chronische Schmerzzustände auch, z. B. langanhaltende Rückenschmerzen, durch fehlgeleitete Verarbeitung des Nervensystems verursacht, verlängert oder verstärkt (Maclachlan et al. 2020).

Mythos 9

Übergewicht verursacht keine Kniegelenksbeschwerden!
Falsch! Starkes Übergewicht verursacht Knieschmerzen. Dazu tragen auch ungünstige Stoffwechselvorgänge, wie z. B. Entzündungsreaktionen bei, die mit der Ernährung zusammenhängen. Bei übergewichtigen und adipösen Personen zeigt die Reduktion des Körpergewichts um mindestens 10 Prozent langfristig positive Effekte. Die positiven Effekte umfassen nicht nur die Linderung des Schmerzempfindens, sondern auch eine Steigerung der Lebensqualität und der Belastbarkeit (Messier et al. 2018, Sowers et al. 2010).

Mythos 10

Der menschliche Körper ist vergleichbar mit einer Maschine!
Falsch! Der Mensch ist ein fühlendes, träumendes, individuell denkendes, empathisches Lebewesen und sein Körper ist nicht mit der Funktionsweise einer Maschine abzubilden. Genauso wichtig ist die Beachtung der Psyche bei der Behandlung körperlicher Beschwerden (Maclachlan et al. 2020, Phyomaung et al. 2014). Außerdem reagieren Menschen auf moderate Stressreize nicht mit Zerbrechen oder Schaden, wie es z. B. bei einem Auto der Fall wäre. Stattdessen kann sich unser Körper anpassen und leistungsfähiger werden. Diese Anpassung ist das Grundprinzip von jedem körperlichen Training und ermöglicht uns, mit den Belastungen zu wachsen und sie in Zukunft besser zu bewältigen (Kitaoka 2014).

Sind die meisten Kniebeschwerden gefährlich? Nein. Die allermeisten dieser Beschwerden sind nicht auf körperliche Schäden, sondern auf die erwähnten Muster unseres heutigen Lebensstils zurückzuführen. Darum weisen auch Knieschmerzen nicht zwingend auf klassische Verletzungen deines Kniegelenks, wie etwa einen Bänderriss, hin. Selbst wenn dein Knie einmal überlastet ist, liegt dies meistens an einer Überreizung der Muskulatur oder an einer Verarbeitungsstörung deines Nervensystems [➦„Schmerzeinteilung" S. 27].

In diesem Buch lernst du, wie du deine Kniebeschwerden effektiv und nachhaltig **selbst beurteilen** und **behandeln** kannst. Dafür verwenden wir drei wichtige Wege:

- Schmerzmanagement
- Optimierung deiner Bewegungsabläufe
- Umgang mit Kniebeschwerden durch das richtige Verhalten

Die Therapiemethoden entsprechen den aktuellen und vielseitig geprüften, wissenschaftlichen Erkenntnissen.

Um deine Kniebeschwerden bewältigen zu können, wird neben den drei Lösungswegen noch eine zielführende Analyse gebraucht. Daher wird dir vor jeder Durchführung der vorgestellten Therapieprogramme eine Selbsteinschätzung deiner Beschwerden empfohlen. Diese unterscheidet sich von klassischen Untersuchungen, weil die Zurückgewinnung deiner aktiven Fähigkeiten im Vordergrund steht. Die alleinige Minderung deiner Symptome ist nicht ausreichend. Die Selbsteinschätzungen sind an typische Einschränkungen durch deine Kniebeschwerden angelehnt, wie z. B. die Intensität deines Schmerzes beim Treppensteigen. Du selbst definierst also deine Untersuchung! Danach richtet sich dann dein spezifisches Therapieprogramm aus [➦„Praxisteil" ab S. 65]. Ebenso findest du in diesem Buch Hinweise, deine Lebensweise zu verbessern. Hier spielt die Ernährung eine wichtige Rolle. Schmerz und Ernährung sind eng miteinander verbunden und man erreicht über die Ernährung wertvolle Effekte zur Schmerzbekämpfung. Wusstest du, dass rotes Fleisch oder Wurstwaren Entzündungsprozesse im Körper fördern [➦„Lebensführung" S. 59]?

Ein gesundes Knie benötigt ein langfristiges Management in eigenverantwortlicher Regie, und es gibt eine Person, die dir langfristig helfen kann: Das bist du selbst!

Die Funktionen des Knies

Wie funktioniert dein Kniegelenk? Die Antwort auf diese Frage ist von der menschlichen Evolution geprägt. So wissen wir heute aus entsprechenden wissenschaftlichen Untersuchungen, dass sich der Mensch schon vor ca. 3,6 Millionen Jahren zunehmend vom Vier- zum Zweibeiner entwickelt hat. Die Entwicklung zum aufrechten Gang bezeichnet man als „Bipedie". Interessant dabei sind die für uns ausschlaggebenden, anatomischen Veränderungen (Stringer 2002). Wir Menschen mussten uns körperlich fortwährend an die neuen Bedingungen des aufrechten Gangs anpassen. Dies bedeutet bis heute eine deutliche Auswirkung auf unsere Belastbarkeit. Allein die veränderte Kraftverteilung auf vorher vier und dann auf zwei Beine zeigt die Notwendigkeit einer Anpassung. Natürlich sind diese vermeintlichen Nachteile durch die Evolution nicht nur schlecht. Wir erhielten dadurch auch enorme Vorteile, im Gegensatz zu anderen „Tieren": Die Unabhängigkeit der Arme und Hände verhalf uns zu viel mehr Fähigkeiten. Wir können komplexe mechanische Aufgaben erledigen, wie z. B. Schreiben, Basteln oder Handwerken. Nachdem wir also mittlerweile zum ausdauernden, vielseitigen und aufrecht gehenden Menschen entwickelt sind, stoßen wir seit einigen Jahrhunderten auf ein weiteres Problem: Wir sitzen zu viel! Und wundern uns, warum unser Körper daraufhin rebelliert. Zur Verdeutlichung: Wer acht Stunden lang am Tag sitzt oder sich bewegungsarm verhält, benötigt mindestens 60 Minuten dauerhafte Aktivität, also z. B. Laufen, um diese Bewegungsarmut, die sich auf fast jedes Gelenk auswirkt, zu kompensieren (Ekelund 2016, Grabovac & Dorner 2019).

Unsere Knie sind in der Lage, kleine und hochpräzise Bewegungen auszuführen, und für das Tragen unseres Körpergewichts konzipiert. Doch unsere Kniegelenke tragen uns nicht nur von einem zum anderen Ort, sie leisten erstaunliche Arbeit, indem sie uns sowohl zu langandauernder Belastung wie einem Marathonlauf bis hin zu explosiven, kraftvollen Bewegungen befähigen wie dem Springen über ein Hindernis. Für langandauernde Ruhe und einseitige Belastung, wie es das Sitzen am PC-Arbeitsplatz darstellt, sind sie allerdings nicht konzipiert.

Das Kniegelenk und seine Anteile

Das Kniegelenk ist ein komplexer Körperteil mit vielen unterschiedlichen Funktionen. Wie diese ermöglicht werden und zusammenwirken, lässt sich anhand der Gelenkanteile erklären [Abb. 1, S. 20].

Die Knochen des Kniegelenks – Das Kniegelenk besteht aus drei Knochen, die über zwei Gelenke miteinander verbunden sind. Das Kniegelenk bezeichnet umgangssprachlich das Gelenk zwischen dem Oberschenkelknochen (Femur) und dem Schienbein (Tibia). In der Medizin wird es auch Femorotibialgelenk genannt. Dieses Gelenk erlaubt dem Unterschenkel einen großen Bewegungsspielraum beim Beugen und Strecken. Die Bewegungsrichtung brauchen wir für die Fortbewegung, z. B. beim Gehen oder Treppensteigen. Die Beweglichkeit der Innen- und Außenrotation ist wesentlich geringer, da einerseits die Gelenkform und andererseits weitere Strukturen, wie z. B. die Kreuzbänder, diese Bewegung limitieren. Das zweite Gelenk, auch Femoropatellargelenk genannt, befindet sich zwischen dem Oberschenkelknochen und der Kniescheibe (Patella) und dient in erster Linie der Kraftübertragung. Der große Oberschenkelmuskel, der das Kniegelenk streckt, setzt an der Patella an und überträgt seinen Muskelzug auf diese. Die Knie-

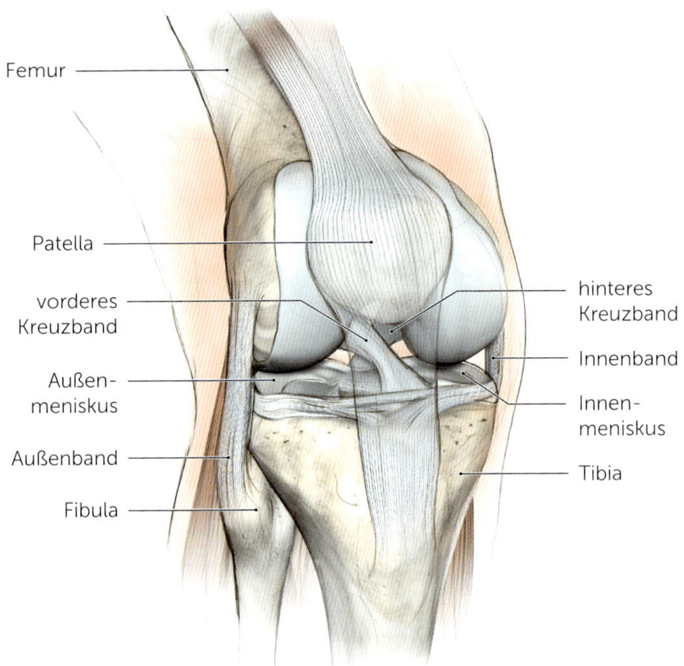

Abb. 1 Das Kniegelenk setzt sich zusammen aus dem Femorotibialgelenk und dem Femoropatellargelenk. Der Bänderapparat stabilisiert das Kniegelenk und schützt die Gelenkpartner vor dem Wegrutschen nach vorne, hinten oder zu den Seiten. Die knorpeligen Menisken liegen dem Schienbeinplateau auf und wirken als Stoßdämpfer.

scheibe wirkt wie ein Hypomochlion, d. h. wie der Drehpunkt eines Hebels, und unterstützt die Kraftentfaltung bei der Kniestreckung. Schließlich lastet unser gesamtes Körpergewicht auf dem Kniegelenk und drückt es beim Aufsetzen des Fußes in eine Beugung. Der Oberschenkelmuskel muss eine enorme Kraft aufbringen, damit wir nicht zu Boden sacken – und das bei jedem einzelnen Schritt.

Die Bänder des Kniegelenks – Der Bandapparat des Kniegelenks besteht aus vier Bändern [👁 Abb. 1]:

- → Innenband (Ligamentum collaterale mediale)
- → Außenband (Ligamentum collaterale laterale)
- → vorderes Kreuzband (Ligamentum crutiatum anterius)
- → hinteres Kreuzband (Ligamentum crutiatum posterius)

Die Seitenbänder (Ligg. collaterale mediale und laterale) stabilisieren das Kniegelenk gegen Druckeinflüsse, die von den Seiten einwirken. Sie schützen unser Kniegelenk davor, in eine X- oder eine O-Beinstellung abzuweichen. Beim Strecken des Kniegelenks verhindern die Bänder zusätzlich eine Rotation des Kniegelenks. Das bedeutet, dass wir unser Kniegelenk nur beim Beugen drehen können. In gestreckter Position hingegen ist das Kniegelenk recht starr. Im Gangzyklus strecken wir unser Kniegelenk, während wir auf ihm stehen und unser Körpergewicht auf ihm lastet. Die Bänder sind so konstruiert, dass sie unser Kniegelenk in dieser Belastungsphase (z. B. in Standphasen) zusätzlich stabilisieren und damit die Verletzungsgefahr reduzieren. Neben den beiden Seitenbändern gibt es zwei Kreuzbänder, die den Oberschenkel mit dem Schienbein verbinden. Die Kreuzbänder sind für die Führung der Gelenkpartner beim Beugen und Strecken zuständig und stabilisieren ebenfalls das Kniegelenk, indem sie ein Abrutschen des Unterschenkels zu weit nach hinten oder nach vorne verhindern. Ist ein Kreuzband tatsächlich gerissen, lässt sich der Unterschenkel so weit nach vorne verlagern, dass sich ein sicht- und tastbares Plateau bildet und die Gelenkpartner wenig Kontaktfläche haben. Doch die Kreuzbänder sind stabil und reißen nur in Extremsituationen, z. B. bei einem Skiunfall.

Die Menisken des Kniegelenks – Die Menisken sind sichelförmige Knorpelstrukturen, die zwischen dem Oberschenkel und dem Schienbein liegen und den Gelenkspalt auskleiden [👁 Abb. 1]. Der Innenmeniskus besitzt eine größere Fläche als der Außenmeniskus und ist über Verwachsungen mit dem Seitenband stärker auf dem

Kniegelenk fixiert. Dennoch sind beide Menisken zu einem gewissen Grad beweglich und können mit der Bewegung des Oberschenkels mitlaufen. Sie dienen einerseits als Stoßdämpfer und absorbieren Kraftspitzen, z. B. beim Laufen oder einer Sprunglandung. Andererseits passen sie sich den unebenen Knochenoberflächen an und tragen zur gleichmäßigeren Kraftverteilung zwischen Ober- und Unterschenkel bei.

Die Muskulatur des Kniegelenks – Die Muskeln des Kniegelenks stabilisieren und führen die Gelenkpartner, d. h., sie kontrollieren die Bewegungen der Gelenkpartner gegeneinander und stellen dadurch sicher, dass die Gelenkflächen stets optimal zueinander ausgerichtet sind. Außerdem kann die Kniegelenksmuskulatur enorme Kräfte entwickeln, wie z. B. beim Laufen, Springen oder einem Torschuss deutlich wird. Das Kniegelenk wird von sechs großen Muskeln umgeben [Abb. 2], die uns einerseits das Beugen, Strecken und Rotieren des Unterschenkels ermöglichen und andererseits das Kniegelenk stabilisieren:

- M. biceps femoris (Kniebeugung)
- M. semitendinosus (Kniebeugung)
- M. semimembranosus (Kniebeugung)
- M. gastrocnemius (Kniebeugung)
- M. sartorius (Kniebeugung)
- M. quadriceps femoris mit seinen vier Anteilen: M. vastus
- medialis, M. intermedius, M. vastus lateralis und M. rectus femoris (Kniestreckung)

Abb. 2 Die Kniegelenksmuskulatur lässt sich grob in eine vordere (M. quadriceps femoris, M. sartorius) und hintere Muskulatur einteilen (M. semitendinosus, M. semimembranosus, M. gastrocnemius, M. biceps femoris). Die Hauptfunktionen sind das Beugen und Strecken, allerdings können diese Muskeln den Unterschenkel auch nach außen und innen rotieren (Nebenfunktion).

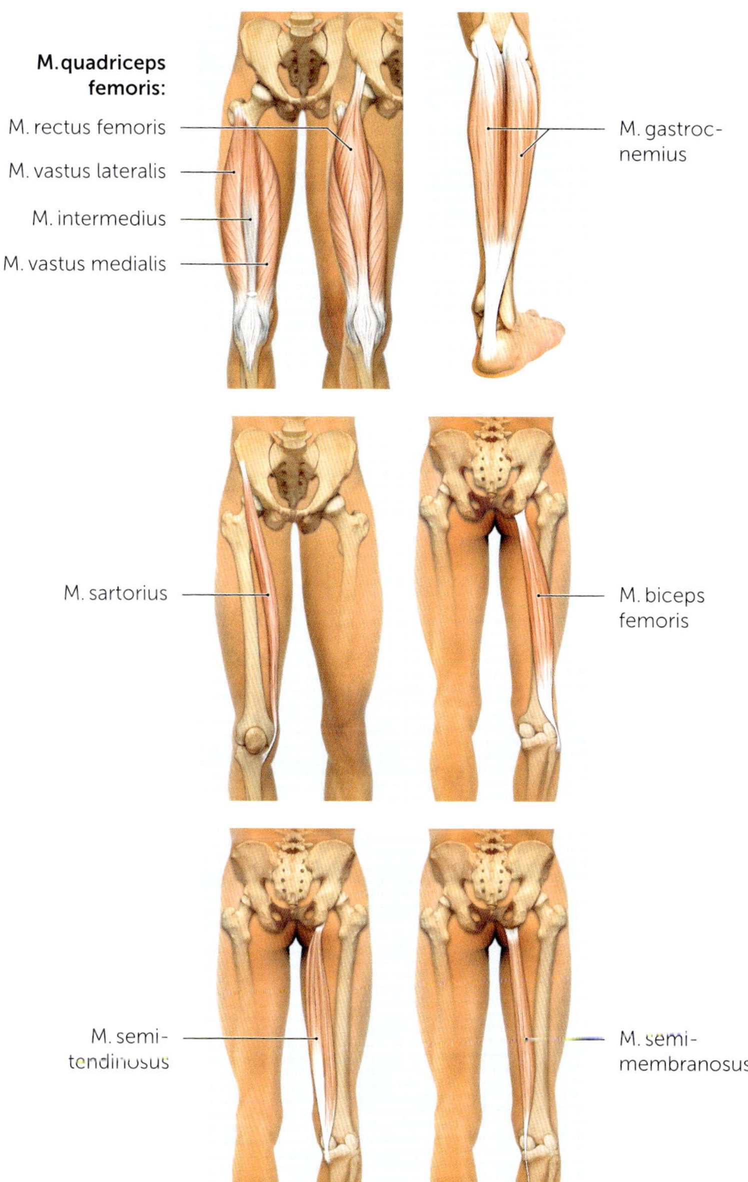
M. quadriceps femoris:
M. rectus femoris
M. vastus lateralis
M. intermedius
M. vastus medialis
M. gastroc-nemius
M. sartorius
M. biceps femoris
M. semi-tendinosus
M. semi-membranosus

ℹ Du erfährst und nutzt die Funktionen deines Knies jeden Tag!

Fangen wir doch einmal ganz zu Beginn eines neuen Tages an: Wahrscheinlich gehst du einer beruflichen Tätigkeit nach, der du schon morgens nachkommen musst, oder du möchtest deine Kinder betreuen. Du wachst also frühmorgens auf und planst direkt aufzustehen. Dazu setzt du dich an die Bettkante und stehst auf, indem du deine Beine streckst. Du bückst dich zur Schublade, um deine Kleidung herauszusuchen, und beginnst dich anzuziehen. Das Hineinschlüpfen in deine Hose gelingt dir, weil du für kurze Zeit auf einem Bein balancierst, während du das andere Bein in das Hosenbein führst. Wunderbar. Die ersten drei Funktionen, nämlich die **Kraftentwicklung,** die **Beweglichkeit** sowie die **Balancefähigkeit** deines Kniegelenks hast du nun schon genutzt. Die Muskulatur des Kniegelenks hilft dabei, dich kraftvoll in den Stand zu hochzudrücken und dein Bein beim Anziehen zu beugen. Durch die vielen Rezeptoren im Kniegelenk und der Kniemuskulatur ist dein Körper außerdem in der Lage, die Position deiner Beine einzuschätzen und das Gleichgewicht zu halten.

Eine wesentliche Funktion deiner Kniegelenksmuskulatur fehlt noch – die **Stabilisierungsfähigkeit:** Du willst das Haus verlassen, möchtest durch die Tür gehen und stolperst über ein Paar Schuhe. Zum Glück ist nichts passiert! Gerade rechtzeitig hast du reagiert und konntest mit einem schnellen Ausfallschritt einen Sturz vermeiden. Dabei helfen dir sowohl die Kraft- als auch die Balancefähigkeit, die eine Stabilisation deines Kniegelenks auch bei schnellen Bewegungen ermöglichen und z. B. das Herausspringen der Kniescheibe oder das „Wegrutschen" des Kniegelenks verhindern.

Kontrolle, Koordination, Kraft

Die Funktionalität deines Kniegelenks hängt bei Weitem nicht nur mit der Beweglichkeit zusammen (Jeong et al. 2019, Turner et al. 2020, Willy et al. 2019). Zwar ist ein gewisses Maß an Beweglichkeit im Alltag relevant, z. B. ist für das Treppensteigen eine Beugung und für das Gehen eine vollständige Streckung des Knies notwendig, doch sind folgende Komponenten genauso wichtig:

- **Bewegungskontrolle**, d. h. die Ansteuerungs- und Ausführungsqualität einer Bewegung (Tsauo et al. 2008)
- **Koordination**, d. h. die Abstimmung und Zuordnung unterschiedlicher körperlicher Prozesse, z. B. Reaktion, Balance, Orientierung (Jeong et al. 2019)
- **Kraft**, d. h. die Überwindung von Widerständen in die möglichen Bewegungsrichtungen sowie die Fähigkeit zur Stabilisation deiner Beine (Turner et al. 2020)

Alle diese Elemente ermöglichen dir in Kombination die Funktionalität und damit auch die Belastbarkeit deines Kniegelenks. Egal ob im Alltag, Beruf oder im Sport, die Belastbarkeit deines Kniegelenks ist essenziell. Wichtig ist das Zusammenspiel von Beweglichkeit, Bewegungskontrolle, Koordination, Kraft und Ausdauer – und zwar schon für viele banale Alltagstätigkeiten. So benötigst du z. B. Koordination, um dein Bein zielgenau über die Fahrradstange zu schwingen oder Hindernissen beim Gehen auszuweichen. Bewegungskontrolle ist ebenfalls wichtig, um das richtige Maß an Kraft zu entfalten, z. B. damit du Ausgleichbewegungen gezielt durchführen und das Gleichgewicht halten kannst. Beweglichkeit ist notwendig, damit du die Kniegelenke z. B. beim Fahrradfahren oder beim Treppensteigen ausreichend beugen kannst. Daneben brauchst du Kraft, um dein eigenes Körpergewicht zu tragen oder die Fahrradpedale gegen den Widerstand nach unten zu drücken. Ausdauer ist zudem erforderlich, wenn du lange stehst oder einen weiten Arbeitsweg mit dem Fahrrad zurücklegen musst.

Um deine Kniebeschwerden therapieren zu können, benötigst du zu Beginn eine Analyse deiner Schwächen. Diese wird dir helfen, deine Chancen zu erkennen und gleichzeitig deine Sorgen und Ängste bei der Belastung deines Knies zu reduzieren. Wir nennen dies „Selbsteinschätzung".

Schmerz

Schmerz ist immer eine subjektive Erfahrung, die in unterschiedlichem Maße von biologischen, psychologischen und sozialen Faktoren beeinflusst wird – so auch der Knieschmerz. Deine Erfahrung mit schmerzhaften Ereignissen lehren dich, mit Schmerz umzugehen, doch dieses „Verarbeiten" kann fehlgeleitet sein. Daher ist es wichtig, dass deine Aussagen bezüglich deiner Schmerzen von Fachleuten (z. B. Ärzten, Physiotherapeuten) vor allem respektiert und nicht ignoriert werden. Genauso notwendig dabei ist, dass du selbst Möglichkeiten hast, dich zu analysieren – in dich hineinzuhören und definieren zu können, wie du fühlst. Wenn Schmerzen nicht respektiert und therapiert werden, können die Belastbarkeit im Alltag und die Lebensqualität darunter leiden. Du selbst musst die Herkunft und die Entwicklung deines Knieschmerzes zunächst verstehen, damit du ihn anschließend effektiv und langfristig therapieren kannst (Treede 2018).

Schmerzeinteilung

Unser Körper kann über bestimmte Rezeptoren verschiedene Reize wahrnehmen, z. B. Temperatur, Druck oder Säure. Diese Rezeptoren werden auch unter Nozizeptoren zusammengefasst. Der Nozizeptor für Temperatur wird z. B. bei starken Hitzereizen über 45 °C aktiviert und sendet das Signal an das Rückenmark.

Hier beginnt der komplexe Weg des Signals „Hitze!". Es wird zunächst zu anderen Rückenmarkszellen und von diesen weiter zum Gehirn geleitet.

Im Gehirn wird das Signal von den zuständigen Zentren verarbeitet. Bei der Schmerzverarbeitung ist eine Vielzahl unterschiedlicher Areale beteiligt. Wichtig ist, dass erst jetzt – im Gehirn – die Empfindung „Schmerz" entsteht. Das bedeutet, dass es im Gegensatz zum Irrglauben vieler Betroffener keine Rezeptoren gibt, die Schmerz aufnehmen. Stattdessen werden Reize in Form von Temperatur, Druck oder Chemie von den jeweiligen Nozizeptoren erfasst und dann in deinem Gehirn als Schmerz interpretiert. Klingt komisch? Es stimmt aber! Nicht die Nozizeptoren, sondern das Gehirn entscheidet darüber, ob und wann Schmerzen auftreten. Das hat zur Folge, dass ein starkes Signal der Nozizeptoren zu Schmerzen führen kann – aber nicht muss. Zur Verdeutlichung: Wenn wir hinfallen und uns das Knie aufschürfen, dann melden unsere Nozizeptoren den Schaden ans Gehirn. Je nachdem, wie stark wir verletzt sind, ist das Signal der Nozizeptoren stärker oder schwächer. Doch jetzt kommt die Krux: Das Gehirn hat viele Möglichkeiten, steuernd einzugreifen, z. B. kann es vorübergehend die Sensibilität der Rückenmarkszellen erhöhen und damit die Weiterleitung von Nozizeptorensignalen fördern. Dadurch können kleinere Signale verstärkt und im Gehirn als sehr bedrohliche Signale interpretiert werden. Hatten wir einen schlechten Tag und sind auf dem Weg nach Hause mit der neuen Jeans hingefallen, kann es sein, dass unser Gehirn den Sturz als weitaus bedrohlicher und schmerzhafter einstuft, als er eigentlich ist. Das Gehirn kann die Sensibilität der Rückenmarkszellen aber auch vorübergehend hemmen, sodass wir die Verletzung gar nicht wahrnehmen und unser Knie schmerzfrei bleibt. Man schaue sich Kinder an, die gerade spielen und dabei völlig vergessen, dass sie hingefallen sind. Das Gehirn behält also stets die Kontrolle. Im ungünstigsten Fall kann das Gehirn aber auch selbst dazu beitragen, dass Schmerzen entstehen und bestehen bleiben – und zwar unabhängig davon, ob die Nozizeptoren aktiv sind oder nicht.

Um die Komplexität der chronischen Schmerzen besser nachzuvollziehen, kannst du dir dein Nervensystem wie eine Computersoftware vorstellen, die auch von einem Virus befallen werden könnte. Bei einem Virusbefall würde das Signal nicht normal verarbeitet werden, sondern ständig zu einer Fehlermeldung führen und Schmerzen auslösen.

Dein Nervensystem schützt sich im Regelfall vor dem Virus. Wenn du völlig gesund bist, reagiert dein Nervensystem nur auf starke Nozizeptorensignale, sodass dein Gehirn nur dann Schmerzen meldet, wenn tatsächlich eine Gewebeschädigung vorliegt. In diesem Fall kannst du deinem Schmerz immer einen Auslöser zuordnen, z. B. verspürst du Schmerzen nach einer Hautverbrennung oder beim Tragen eines zu schweren Gegenstands mit anschließender Muskelüberlastung. Sobald die Haut bzw. die Muskulatur sich regeneriert, verschwinden auch die Schmerzen.

Doch was passiert, wenn du nicht völlig gesund und entspannt bist? Je stärker dein Nervensystem (Gehirn und Rückenmarkszellen) durch weitere Reize wie z. B. Angst, Wut oder Nervosität beeinflusst ist und je länger die Schmerzen andauern, desto schlechter kann sich dein Nervensystem, also deine körpereigene Computersoftware, vor dem Virus schützen. Einmal mit dem Virus angesteckt, reagieren die Rückenmarkszellen und das Gehirn sensibler, sodass eigentlich harmlose Reize fehlerhaft verarbeitet werden und irrtümlicherweise Schmerzen auslösen. Das heißt nicht, dass die Schmerzen eingebildet sind, sondern dass das Nervensystem „zu empfindlich" reagiert.

Durch die Sensibilisierung können Schmerzen entstehen, obwohl keine Gewebeschädigung vorliegt. Verstärkt wird die Dauer der Schmerzen durch unangenehme Reize wie z. B. Stress. Besteht der Schmerz über einen längeren Zeitraum, kann er sich zu allem Überfluss im Gehirn festsetzen. Man spricht in diesem Zusammenhang auch vom Schmerzgedächtnis – das Virus bringt dem Gehirn im übertragenen Sinne bei, den Schmerz zu speichern. Je länger der Schmerz also bestehen bleibt, desto weniger lässt er sich auf einen Auslöser, wie z. B. zu langes Fahrradfahren, zurückführen. Dein Nervensystem wird überlastet und letztlich bekommst du ein Schmerzproblem, das unabhängig von einer Verletzung oder Erkrankung existiert (King 2007).

Eigentlich hat Schmerz die Funktion, dich vor Verletzungen zu schützen. Wenn wir beispielsweise bei einer Tageswanderung bemerken, dass unsere Füße schmerzen, dann ist die natürliche Reaktion darauf, die Tageswanderung zu beenden und zurück zum Parkplatz anstatt zum nächsten Etappenziel zu gehen. Unsere Füße waren womöglich schon erschöpft und ein Muskel gereizt. Durch das vorzeitige Beenden der Tageswanderung konnten wir eine schlimmere Verletzung verhindern. Tritt der Schmerz allerdings auf, obwohl keine Verletzung vorliegt, wie es beim chronischen Schmerz der Fall ist, dann erfüllt der Schmerz auch keine Schutzfunktion mehr. Beim chronischen Schmerz ist dieses Phänomen sehr gut bekannt – hier steht als Auslöser nicht eine Verletzung des Körpers, sondern das überlastete Nervensystem im Mittelpunkt. Ganz gleich, ob es sich beim Auslöser des Schmerzes um eine Verletzung oder eine Überbelastung des Nervensystems handelt – in beiden Fällen ist der Schmerz real und kann uns im Alltag einschränken und zu einer Last werden.

Typischerweise werden Schmerzen je nach Dauer und Bezug zu einem Auslöser eingeteilt:

- Schmerz als Schutz- und Warnfunktion = akuter Schmerz
- Schmerz als Warnfunktion bei körperlicher Überlastung oder gemäß einer Wundheilungsphase = subakuter Schmerz
- Schmerz als Reaktion auf ein überlastetes Nervensystem = chronischer Schmerz

Akuter Schmerz

Die Schutz- und Warnfunktion entspricht der akuten Form des Schmerzes und beläuft sich auf einen Zeitraum von ungefähr 10 Tagen. Aufgrund von intensiven und meist plötzlichen Ereignissen, die auf den Körper einwirken, verursachen diese Reize das Empfinden von Stechen, Brennen oder dumpfem Ziehen [Abb. 3]. Sobald allerdings der Bezug dieser Empfindungen (Schmerzen) zum auslösenden Ereignis verloren geht, spricht man nicht mehr vom akuten Schmerz (King 2007, Treede 2018).

Bei akutem Schmerz liegt eine körperliche Verletzung vor. Die Schmerzintensität beim akuten Schmerz hängt in der Regel mit dem Ausmaß der Verletzung zusammen – je größer die Verletzung ist, desto stärker ist auch der Schmerz. Klassische Beispiel für akuten Schmerz ist der Muskelkater oder der Finger auf der heißen Herdplatte. Ist das Training zu intensiv gewesen, lagert sich Laktat

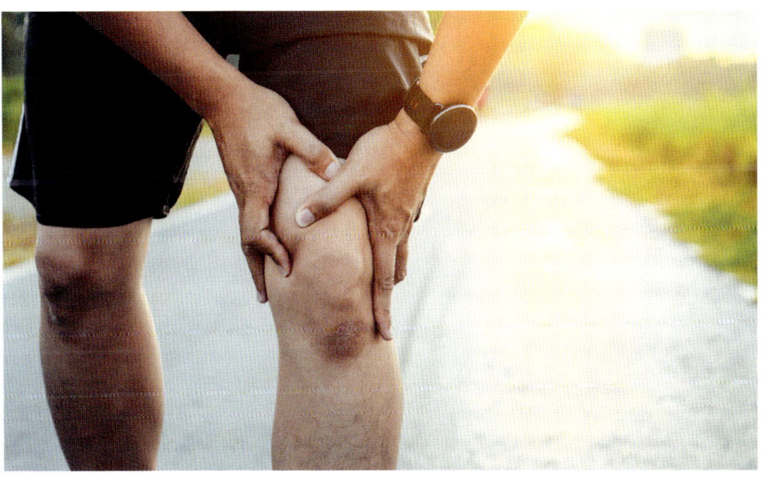

Abb. 3 Der ziehende Schmerz im Bereich des Kniegelenks, z. B. beim Laufen, ist ein bekanntes Beispiel für eine akute Schmerzerfahrung.

(Säure) im Muskel an und der Muskel wird gereizt, sodass kleinste Läsionen in der Muskelstruktur entstehen. Daraufhin entwickelt sich in den nächsten Stunden eine Entzündung, die sich nach ca. einem Tag als schmerzhafter Muskelkater bemerkbar macht (Mense 2000). Ähnlich verhält es sich beim Reiz der heißen Herdplatte. Hierbei entsteht das Gefühl von Schmerz durch eine Überlastung deiner „Thermorezeptoren". Der mögliche Schaden, der durch die Hautverbrennung entstand, ist der Auslöser deiner unmittelbar auftretenden Schmerzen. Das Gewebe durchläuft anschließend ebenfalls die Entzündungsphase und wird deshalb in den nachfolgenden Tagen sehr sensibel. Durch den Entzündungsprozess lösen auch leichte Reize wie z. B. das Streichen über die Wunde Schmerzen aus. Der Schmerz erfüllt in beiden Fällen eine Schutzfunktion, indem er dich davon abhält, den Muskel bzw. die Haut weiter zu belasten. Der Bezug zum Auslöser ist bei akutem Schmerz stets gegeben: Klingt die Entzündung nach wenigen Tagen ab und ist der Muskel bzw. die Haut regeneriert, dann verblasst auch der Schmerz. Erst nach Abklingen der Entzündung ist auch der Schmerz vorbei.

Beispiel

Muskuläre Überlastung kann zu Schmerzen führen, die für einige Tage bestehen bleiben. Allerdings ist nicht immer eine „harte" Trainingseinheit im Fitnessstudio der Grund für eine muskuläre Überlastung. Auch Alltagsbelastungen wie z. B. häufiges Treppensteigen können diese hervorrufen: Dein Büro liegt in einem der oberen Stockwerke und weil der Aufzug seit einigen Tagen ausgefallen ist, bleibt dir nur das Treppensteigen. Mehrmals am Tag musst du zu Konferenzen, zum Mittagessen oder zu Teammitgliedern die Stockwerke hoch- und runterlaufen. Wenn die Muskulatur und das Kniegelenk schrittweise an diese Belastung herangeführt werden, ist Treppensteigen ein unglaublich effektives Training für die Muskulatur, aber auch das Herz-Kreislauf-System und eine wunderbare Möglichkeit, im Alltag aktiver zu sein. Ohne ausreichende

Vorbereitung und nach Jahren, in denen der Fahrstuhl einwandfrei funktionierte, ist deine Kniemuskulatur diese Belastung allerdings nicht gewohnt und reagiert mit Schmerzen, z. B. unterhalb der Kniescheibe. Der mögliche Schaden, der durch die Überlastung der Muskulatur entstand, ist der Auslöser deiner Schmerzen, die für einige Tage bestehen bleiben, bis sich der Muskel regeneriert hat. Der Grund für den Fortbestand der Schmerzen ist, dass das Gewebe nach einer überlastenden Anspannung die Entzündungsphase durchläuft und sehr sensibel wird. Während dieser Zeit lösen sogar leichte und eigentlich harmlose Reize, wie z. B. eine kleine Bewegung, Schmerzen aus. Solange die Entzündung nicht abgeheilt ist, stellt sie weiterhin den Auslöser für die Schmerzen dar.

Betrifft dich ein akuter Knieschmerz? Dann findest dafür Lösungen im Praxisteil „Das Schmerzprogramm" [➦S. 81].

Subakuter Schmerz

Nicht akut, aber auch nicht langanhaltend (chronisch) ist dein Schmerz in der subakuten Phase. Der subakute Schmerz kann bis zu 12 Wochen anhalten, wenn er durch eine körperliche Schädigung oder Überlastung entstanden ist. Beispiele hierfür wären Schäden durch Verletzungen, wie Knochenbrüche, Bänder- oder Muskelfaserrisse, die eine längere Zeitspanne für die Wundheilung benötigen. Die Geschwindigkeit der Wundheilung hängt mit der Durchblutung des verletzten Gewebes zusammen – je schlechter es durchblutet ist, wie z. B. Knorpelgewebe, desto langsamer ist die Wundheilung. Solange die Wundheilung nicht abgeschlossen ist, reklamiert das Gehirn mit Schmerz.

Überlastungsreaktionen des Weichteilgewebes (Muskeln, Sehnen oder Bänder) wie z. B. ein Muskelfaserriss verlaufen typischerweise im Zeitrahmen des subakuten Schmerzes (King 2007). So können sich subakute Knieschmerzen infolge eines Sturzes durch

Verletzungen am Bandapparat und der Muskulatur entwickeln. Durch das Stolpern und den Aufprall können die Gelenkpartner ruckartig beschleunigt werden, wodurch die Bänder und Muskulatur großem Stress ausgesetzt sind und verletzt werden können (Tegenthoff et al. 2020). Obgleich diese Verletzungen oftmals von außen nicht erkennbar sind, weist das Weichteilgewebe leichtere Verletzungen wie z. B. Zerrungen bis stärkere Verletzungen wie z. B. Risse der Bänder- oder Sehnen auf, und Schmerzen sind eine häufige Folge, weil die verletzten Bänder oder Muskeln im Rahmen der Wundheilung den Entzündungsprozess durchlaufen. Aufgrund der längeren Heilungsdauer eines Bänder- oder Muskelfaserrisses bestehen die Kniebeschwerden meist über 4–6 Wochen fort und fallen damit in den subakuten Bereich. Auch ein Bruch der Kniescheibe, z. B. infolge eines Sturzes auf das Kniegelenk, braucht in der Regel 6 Wochen bis zur vollständigen Heilung. Zwar verblassen dann die Schmerzen, jedoch werden ca. 6 weitere Wochen für das stufenweise Training benötigt, um das Kniegelenk und die Muskulatur wieder an Belastungen zu gewöhnen und zu kräftigen. Je nach Verletzungsausmaß und Heilungsdauer bleiben bei einigen Verletzungen die Schmerzen auch über die 6 Wochen hinaus bestehen und treten insbesondere unter hoher Belastung wie z. B. während der Sportausübung oder Treppensteigen auf. Ein Beispiel ist der vordere Kreuzbandriss. Typischerweise ist schmerzfreies Sporttreiben bei einem Kreuzbandriss erst nach rund 9–12 Monaten möglich! Auch hier soll der Schmerz dich davon abhalten, das noch nicht vollständig verheilte Gewebe zu stark zu belasten und dich letztlich vor neuen Verletzungen schützen. Dadurch kann das Gewebe störungsfrei verheilen und langfristig seine ursprüngliche Belastbarkeit wiedererlangen (Carrol et al. 2008). Demnach ist auch der subakute Schmerz auf eine körperliche Verletzung zurückzuführen. Nun gilt an dieser Stelle: Sobald die Heilung abgeschlossen ist, muss auch der Schmerz stoppen. Ein besseres Verständnis hierfür liefern die Wundheilungsphasen [vgl. „Die Heilungsphasen – ein ‚Naturgesetz'" S. 49].

Geht der Bezug zwischen der Verletzung und dem Schmerz verloren, dann handelt es sich nicht mehr um subakuten, sondern um chronischen Schmerz.

Kannst du deinen Schmerz einem Verletzungsereignis zuordnen, z. B. einem Sturz, Unfall oder einer muskulären Überbelastung durch zu hohe oder ungewohnte körperliche Beanspruchung, ist es empfehlenswert, die schmerzhaften Auslöser zu vermeiden. Dadurch verhinderst du, dass sich der Schmerz in deinem Gehirn festsetzt. Allerdings ist es notwendig und für die Heilung förderlich, körperliche Aktivität nicht komplett zu vermeiden. Ruhige Alltagsaktivitäten wie Spazierengehen oder leichter Sport können die Durchblutung fördern und den Heilungsprozess unterstützen.

Der Übergang zwischen subakutem und chronischem Schmerz ist fließend. Sobald sich ein Dauerschmerz einstellt oder du bemerkst, dass sich dein Verhalten verändert und du z. B. aus Angst jegliche Bewegung vermeidest, gilt es, durch gezielte körperliche Aktivität und Verhaltensstrategien der möglichen Chronifizierung entgegenzuwirken!

Beispiel

Stell dir vor, du warst mit Freunden auf einer Tageswanderung in den Bergen. Erst am Abend bemerkst du, dass dein Kniegelenk schmerzt und sich steif anfühlt. Durch die lange Wanderung hast du deine Kniegelenksmuskulatur überlastet. Nun hast du Knieschmerzen und Angst, du hättest dir deine Bänder oder dein Gelenk verletzt. Du verhältst dich also körperlich vollkommen ruhig und vermeidest jede Belastung. Doch in Wirklichkeit geht es deinen Bändern, Sehnen, Knochen und deiner Gelenkkapsel gut, lediglich deine Muskeln wurden überfordert. Dieser Prozess entspricht sogar einer völlig intakten Gesundheit. Deine Muskeln „müssen" so reagieren, wenn sie überlastet werden! Du bist deshalb nicht in Gefahr. An dieser Stelle wäre es angebracht, in den ersten Tagen deine Knie zu entlasten, aber leichten körperlichen Aktivitäten nachzugehen und die Belastung anschließend stufenweise zu steigern. Wenn du jetzt stattdessen jeglicher Bewegung und körperlicher Belastung aus dem Weg gehst, vermittelst du deinem Gehirn Vermeidungsstrategien. Das bedeutet, du gibst deine Fähigkeit auf, dich zu belasten [↪„Angst vor Belastung" S. 42]. Du befürchtest, eine ernsthafte und gefährliche Schädigung zu riskieren, wenn du dich belastest und z. B. Treppen steigst. Der Befehl deines Gehirns lautet also: „Nicht bewegen!" Die Begründung des Gehirns für diesen Befehl wird dir vermittelt als Gefahr: „Das wird dir wehtun und dann bist du schlimm verletzt!" In Wirklichkeit aber bist du gesund. Dein Gehirn hat nur „falsche" Impulse aufgenommen wie eine vom Virus befallene Software und reagiert jetzt fehlerhaft auf Reize und Befehle von außen [↪ vgl. S. 29]. Erkennst du dich wieder? Keine Sorge! Du findest effektive Lösungen zur Bekämpfung deines Schmerzes dieser Art im Praxisteil „Das Verhaltensprogramm" [↪ S. 121].

Bei **Kniegelenksarthrose** können Schmerzen über einen langen Zeitraum hinweg bestehen, von Wochen bis Monate bis hin zu Jahren. Für Betroffene stehen häufig die Schmerzen und Bewegungseinschränkungen im Vordergrund. Arthrose ist ein degenerativer Prozess der Gelenkknorpel und führt letztlich zum Verschleiß bzw. zum Um- und Abbau des Knorpelgewebes. Typischerweise verläuft die Arthrose durch verschiedene Stadien, die von unterschiedlicher Symptomatik begleitet sind. Anfangs werden keine Schmerzen wahrgenommen und die Arthrose bleibt meist unentdeckt. In dieser Phase sind Sport und Bewegung ein unverzichtbarer Bestandteil zur Vorbeugung bzw. zum Erhalt der Beschwerdefreiheit und Funktion des Kniegelenks. Durch ausreichend Bewegung wird der Knorpel mit Nährstoffen versorgt und die Muskulatur gestärkt, sodass das Kniegelenk stabilisiert wird. Dadurch werden unnötige Kraftspitzen vermieden und das Gelenk geschont. Erst im Verlauf macht sich die Arthrose durch beginnende Morgensteifigkeit und den typischen Anlaufschmerz bemerkbar. Danach treten Schmerzen auch während und nach intensiven Belastungen auf, z. B. nach Wanderungen, Treppensteigen oder Joggen. Einige Betroffene berichten nachfolgend über schmerzärmere Phasen, die immer wieder von akuten Schmerzen und Entzündungserscheinungen unterbrochen werden. Im fortgeschrittenen Stadium kann sich die Symptomatik einer Arthrose zum Dauerschmerz entwickeln. Dann treten Schmerzen nicht nur während Belastungen, sondern auch in Ruhe und in der Nacht auf. Der degenerative Prozess der Arthrose ist zwar unumkehrbar, doch können der Verlauf und die Verlaufsgeschwindigkeit der Arthrose durch Bewegung günstig beeinflusst und Symptome wie Schmerz und Bewegungseinschränkung durch Bewegung und weitere Maßnahmen gelindert werden, wie z. B. Kältetherapie.

Bei einer bereits schmerzhaften Arthrose empfiehlt es sich, das Kniegelenk unbelastet zu bewegen, also regelmäßig sanfte Bewegungsformen auszuführen, die das Kniegelenk schonen und es nicht mit hohen Kraftspitzen belasten. Dadurch werden einerseits die Beweglichkeit, Kraft und Koordination verbessert, Schmerzen gelindert und andererseits regt Bewegung die Knorpelernährung an. Doch welche Möglichkeiten gibt es, das Kniegelenk unbelastet zu bewegen? Zunächst sollten bei bereits schmerzhafter Arthrose sog. „High-Impact"-Sportarten, die zu hohen Kraftspitzen auf das Kniegelenk führen, vermieden werden. Dazu zählen z. B. Sportarten mit (Sprung-)Landungen, starker Beschleunigung und schnellen Richtungswechseln wie Squash, Fußball oder Joggen. Stattdessen eignen sich sanfte Sportarten, wie z. B. Schwimmen, Wassergymnastik, Fahrradfahren oder Nordic Walking. Das Kniegelenk wird hierbei bewegt, ohne dass es zu belastenden Kraftspitzen kommt. Insbesondere Bewegung im Wasser oder auf dem Fahrrad schonen das Kniegelenk, da die Last des Körpergewichts nicht von den Knien getragen und dennoch eine Kräftigung der Muskulatur erreicht wird.

In akuten Schmerzphasen, z. B. bei einer akuten Gelenksentzündung mit Schwellung, Rötung und Wärme, empfiehlt es sich hingegen, das Kniegelenk kurzzeitig zu entlasten und ergänzende Maßnahmen wie milde Kühlung oder lockere Pendelübungen zu nutzen.

Stehen Bewegungseinschränkungen für dich im Vordergrund, findest du geeignete Übungen im Praxisteil „Das Funktionsprogramm" [➦ S. 97]. Das Programm hilft dir dabei, möglichst lange die Funktion deines Knies und die Selbstständigkeit im Alltag zu erhalten. Auch verbessert sich die Stabilisation deines Kniegelenks und schützt so vor Schmerzen. Falls du dich vor allem durch die Schmerzen eingeschränkt fühlst, dann findest du passende Übungen im Praxisteil „Das Schmerzprogramm" [➦ S. 81].

Chronischer, langanhaltender Schmerz

Wenn dein Knieschmerz über mehreren Wochen bis zu einem nicht begrenzbaren Zeitraum anhält, wird er als „chronisch" oder langanhaltend bezeichnet. Diese Art des Schmerzsyndroms ist die komplexeste Form (King 2007). Dauerhafte Schmerzen entstehen dann, wenn der Schmerz nicht mehr als plausibles Warnsignal für eine Schädigung oder Erkrankung dient. Der Auslöser steht also nicht mehr im Zusammenhang mit dem Reiz, z. B. Treppensteigen oder dem Schnitt in den Finger beim Kochen. Du denkst dir jetzt vielleicht: „Wie soll ich das verstehen, ich habe Schmerzen, aber keine Verletzung?" Das stimmt! Das chronische Schmerzsyndrom ist eine eigenständige Problematik, die eben nicht mehr auf den Auslöser des Schmerzes zurückgeführt werden kann. Dieser ist seit Langem vorbei. Nicht der Reiz von außen (z. B. die heiße Herdplatte) ist hierbei das Problem, sondern vielmehr dein Nervensystem. Dabei überlasten die Rezeptoren (Nozizeptoren). Es folgen daraus zum einen die stärkere Schmerzwahrnehmung und zum anderen deren Fehldeutung im Gehirn. Jetzt wird es richtig „abgefahren“: In deinem Gehirn befindet sich ein Bewertungszentrum, dass deine Emotionen verarbeitet. In der Medizin wird dieses Zentrum „Amygdala“ genannt. Die Amygdala kann durch überschießende Reizinformationen eines überlasteten Nervensystems ebenfalls fehlgesteuert werden. Wenn die Amygdala gereizt wird, empfindest du die Vorstellungen an Belastungen viel sensibler und ängstlicher. So entsteht die auch bei Knieschmerzen anzutreffende Belastungsangst, die einen maßgeblichen Teil des chronischen Schmerzsyndroms ausmacht [Abb. 4].

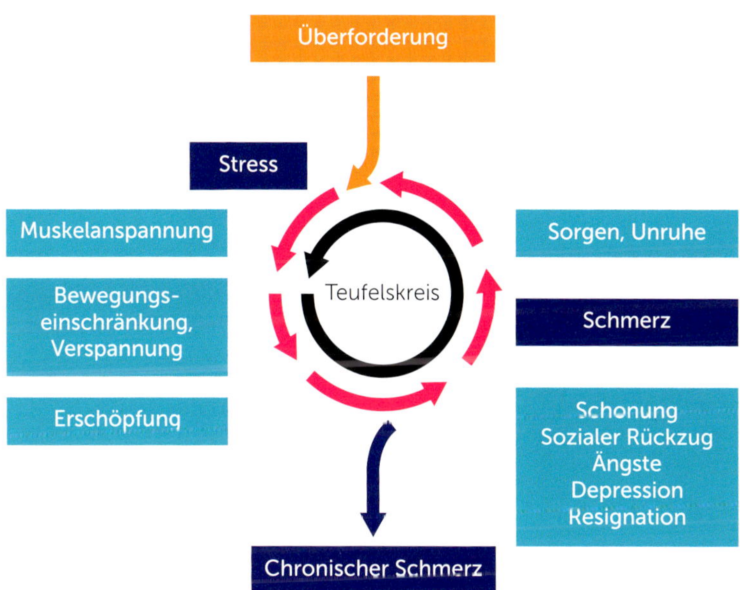

Abb. 4 Chronischer Schmerz kann nicht mehr auf einen akuten Auslöser zurückgeführt werden. Er ist aufgrund eines überlasteten Nervensystems entstanden und beharrt als Teufelskreis.

Beispiel

Du bist seit langer Zeit einer hohen, allgemeinen Belastung ausgesetzt. Diese entstand aus deiner beruflichen Situation, die dich stark fordert, weil du ein hohes und vielleicht monotones Arbeitspensum ableisten musst. Du bist mental erschöpft, müde und suchst eigentlich eine Veränderung. Zusätzlich bist du verpflichtet, für deine Familie zu sorgen. Deine Kinder und dein Partner sehen dich als Stütze, der sie unentwegt eigene Anliegen und Probleme anvertrauen können. Du merkst, dass dir dein Ausgleich fehlt. Seit Monaten hast du dich nicht mehr unbekümmert entspannen können. Durchgeschlafen hast du ebenfalls seit Wochen nicht. Über einige Wochen hinweg empfindest du beständig Knieschmerzen. Du gingst in deiner Mittagspause zum Arzt, später zum Physiotherapeuten – die Beschwerden nahmen kurzzeitig ab, aber nicht vollständig. Du machst dir Sorgen und denkst dir, du bist vielleicht gefährlich krank oder verletzt. Weitere Wochen vergehen. Der Stress und die Aufgaben, die du alle glaubst, bewältigen zu müssen, werden nicht weniger – im Gegenteil. Deine sportlichen Aktivitäten sind auf null gesunken. Mal abgesehen davon, dass du gar keine Zeit zu haben glaubst, kannst du gar keinen Sport machen, weil deine Knieschmerzen dich ständig plagen. Falls du dich wiederfindest, vertraue uns und finde Lösungen für deine Beschwerden den Kapiteln „Schmerz und Verhalten“ [S. 54] und „Das Verhaltensprogramm“ [S. 121].

Schmerz ist lernbar

Wer kennt es nicht? Du sitzt im Büro bei der Arbeit, ständig klingelt das Telefon, dein Chef verlangt von dir Überstunden. Alles kein Problem, du schaffst bisher alles und hältst super durch! Doch nach einiger Zeit weißt du nicht mehr, wie du die ständig neu eintreffenden Aufgaben umsetzen und das stundenlange Sitzen aushalten sollst und kommst erschöpft nach Hause. Doch bevor du jetzt die Zeit für dich nutzen und vielleicht deinem wöchentlichen Sportprogramm nachgehen kannst, melden sich die häuslichen Pflichten. Dein Nervensystem läutet Alarm! Deine Rezeptoren sind total überlastet, die unterschiedlichen Reize aus deiner Umgebung aufzunehmen, weiterzuleiten und im Gehirn zu verarbeiten. Das Verarbeitungszentrum für Emotionen in deinem Gehirn, die Amygdala, ist aufgrund der Vielzahl an einströmenden Informationen durch den intensiven Alltag ebenfalls überlastet. Dementsprechend zeigen sich die Reaktionen. Du entwickelst Stress! Dein Nervensystem reagiert mit einer konstanten Anspannung deiner Muskulatur und du wirst zunehmend gereizter und reagierst sensibler. Eine Lösung rückt in weite Ferne, um die auf dich eintreffenden Reize zu verarbeiten und zu regenerieren. Am nächsten Tag bei der Arbeit klingelt wieder das Telefon, während du mit drei weiteren, zu erledigenden Aufgaben beauftragt wurdest und dein Knie zunehmend schmerzt. Die Folge: Dein Nervensystem arbeitet mittlerweile so empfindlich, dass deine Amygdala das Läuten des Telefons als Problem kennzeichnet und du emotional geladen reagierst. Auf dem anschließenden Nachhauseweg spürst du, dass sich dein Knieschmerz verschlimmert. Der Schmerz ist deutlich im Bereich der Kniescheibe spürbar und wird mit jedem Tritt stärker. Du bekommst Angst. Zwanghaft versuchst du abzuschalten und beginnst deinen Alltag am nächsten Morgen von Neuem, nachdem du erneut schlecht geschlafen hast. Du denkst dir: „Heute darf ich mich nicht mehr körperlich anstrengen, sonst ist bald mein Knie kaputt, und ich brauche unbedingt einen Arzttermin!" Nun stellt man sich diese Situation über einen Zeitraum von Monaten, gar Jahren vor. Das Ergebnis: Das Nervensystem, die Software des Körpers, wird mehr und mehr überlastet. Irgendwann bleibt es nicht mehr bei einer einmaligen Überreaktion aufgrund eines nervenden Reizes wie dem des Telefonklingelns, stattdessen stellt sich eine ständig anhaltende Schmerzempfindung ein. (May et al. 2018). Dein Nervensystem und dein Gehirn lernen, den Schmerz zu speichern. Dabei sind dann nicht mehr das Fahrradfahren und die kurze, muskuläre Überlastungsreaktion die Ursache, sondern dein Schmerz an sich wird zum Problem und zwar unabhängig – es gibt keinen körperlichen Auslöser mehr dafür. Der Kern deines Schmerzsyndroms liegt in deinem Nervensystem und in deinem Gehirn. Aber auch für diese Situation gibt es Lösungen [➜ „Das Verhaltensprogramm" S. 121]. Die beste Lösung allerdings ist immer, solche Situationen gar nicht erst entstehen zu lassen.

Angst vor Belastung

Eine langsame und kontinuierliche Überlastung deines Nervensystems führt zu einer Verarbeitungsstörung. Deine körperlichen Reaktionen, deine Empfindung und Verarbeitung von Reizen verlaufen dadurch fehlerhaft [➜ vgl. S. 29]. Das Kniegelenk ist in deinem Alltag, z. B. beim Gehen, Kniebeugen, Treppensteigen oder durch langes Stehen nahezu ständig beansprucht. Jedes Mal, wenn du dich bücken möchtest, gehst oder stehst, ist dein Kniegelenk maßgeblich involviert. Darum, so wirst du dir denken, stellt dein Knie auch einen Brennpunkt für Schmerzreaktionen durch Überbeanspruchung dar. Aber du darfst nicht vergessen, dass dein Kniegelenk grundsätzlich viel leistungsfähiger ist, als du dir manchmal vorstellst. Gerade wenn es schmerzt, fällt dies zu glauben oft schwer. Das ist genau der Zündstoff für einen Teil deiner Belastungsangst.

Verstärkt werden solche Prozesse durch Erfahrungen. Deine negativen Erfahrungen summieren sich und werden von deinem Gehirn verarbeitet [➜ „Chronischer, langanhaltender Schmerz" S. 38]. Das Steuerungszentrum für Emotionen (Amygdala) veranlasst nun Reaktionen aufgrund deiner Wahrnehmung. Du empfindest Angst. Diese entsteht genau dann, wenn du vor einer Belastung stehst, die mit deinen negativen Erfahrungen zusammenhängt. Hinzu kommen negative Vorahnungen, die dein Nervensystem ebenfalls sensibilisieren und reizbarer machen. Wenn du dir vorstellst, eine bestimmte Bewegung oder Aktivität würde dir schaden, leitet deine Amygdala ebenfalls Sicherheitsmaßnahmen ein, die du in Form deiner Angst oder Befürchtungen wahrnimmst. Somit wirst du die Bewegungen, Funktionen oder Belastungen vermeiden.

Beispiel

Deine Freunde meinen, dass tiefe Kniebeugen, wie z. B. beim Bücken, deiner Kniegelenksmuskulatur schaden. Nachdem du sowieso schon über längere Zeit an Stress und Knieschmerzen leidest, nimmst du die Äußerungen dieser Personen aus deinem Umfeld an. Das Resultat: Belastungsangst und ein vermindertes Selbstvertrauen in Bezug auf deine Fähigkeiten (Kraft, Koordination, Beweglichkeit).

Der hier angesprochene und ursächliche Stress, die negativen Erfahrungen, der mangelnde (sportliche) Ausgleich, die negative Vorahnung und vor allem die Angst vor körperlichen Schäden führen zum gleichen Ergebnis, denn sobald die Einflüsse das Nervensystem so zu reizen beginnen, dass sie es überlasten, wird das Nervensystem sensibilisiert. Eine solche Entwicklung sorgt für eine größere Schmerzwahrnehmung. Die Reize dafür können für jeden Menschen unterschiedlich sein. So reagierst du vielleicht mit einer gesunden Entspannung auf Musik einer bestimmten Art, während dein Freund diese als aufreibend und stressend empfindet. Der Genuss bzw. Stress durch das Anhören von Opernarien kann dafür als Beispiel dienen.

Warnzeichen

Schmerz ist ein Gefahrenzeichen – wenn er akut ist! Die Interpretation von Schmerz ist sehr komplex. Doch stark vereinfacht lässt sich die Frage, wann Schmerz Gefahr signalisiert, so beantworten: dann, wenn der Bezug zur Schädigung direkt nachweisbar ist. Dein Schmerz weist demnach nur in den ersten Momenten einer Schädigung auf eine Gefahr hin (Ossipov et al. 2010), z. B. nach einem Schnitt in den Finger beim Brotschneiden oder bei einer muskulären Überlastung nach einer langen Wanderung. Natürlich empfindest du manchmal auch dann Schmerzen, wenn der Auslöser schon vorbei ist. Die Schädigung, weswegen dein Schmerz als Zeichen für Gefahr einzustufen ist, kann allerdings länger bestehen. Wenn du z. B. einen Muskelfaserriss erlitten hast, wirst du bei entsprechender Muskelbelastung so lange Schmerz wahrnehmen, bis diese Verletzung geheilt ist [➦„Die Heilungsphasen – ein ‚Naturgesetz‘“ S. 49]. In diesem Fall ist es wichtig, den Schmerz als Zeichen, dass die Verletzung noch nicht vollständig abgeheilt ist, zu respektieren und Geduld zu haben.

Dabei ist dein Schmerz an sich nie gefährlich im Sinne von gefahrauslösend – es handelt sich beim (sub-)akutem Schmerz „lediglich“ um eine individuelle Empfindung, die dich vor weiteren Verletzungen schützen soll. Bei chronischem Schmerz erfüllt Schmerz keine Warn- und Schutzfunktion, da das Gewebe nicht verletzt ist. Das zu bedenken und zu beachten ist sehr wichtig, weil es ansonsten ganz leicht zu den bereits beschriebenen, angstbedingten Einschränkungen kommt. Auch die Beschwerden, die vom Umgang mit den Schmerzen entstehen, sind von der Interpretation der Schmerzen abhängig.

Die Schädigung, auf welche dein Schmerz hinweist, kann gefährlich sein. Um dies besser deuten zu können, spricht man bei einer gefährlichen, körperlichen Schädigung, die durch Schmerz ersichtlich wird, von einer hohen Schmerzintensität. Diese ist z. B. mit der visuellen Analogskala (VAS) messbar, die eine Schmerzintensität zwischen 0–10 abbildet (Bijur et al. 2001). Je höher der Schmerz, desto wahrscheinlicher ist eine Gefahr, die damit in Verbindung steht. Daher stellt eine Zahl (Intensität) von Schmerz auf der VAS von mindestens 8 ein Gefahrenzeichen dar [➜VAS-Skala S. 71]. Dann musst du umgehend einen Arzt aufsuchen! Wenn dabei festgestellt wird, dass ein körperlicher Schaden vorliegt, hat der Schmerz als Warnung funktioniert (z. B. akuter Kreuzbandriss).

Eine ärztliche Untersuchung ist dann notwendig, wenn bestimmte Gefahrenzeichen auf dein Knieproblem zutreffen [Tab. 1].

Gefahrenzeichen	Nein	Ja
Schmerzen über VAS 8 (subjektive Schmerzintensität)		
Neurologische Ausfälle (Gefühlsstörung in den Beinen und Füßen, z. B. Taubheit, Kribbeln, Brennen oder ausstrahlende Schmerzen, Kraftverlust in den Beinen und/oder Füßen, z. B. beim Treppensteigen, Aufstehen oder Laufen)		
Eindeutige und schmerzhafte anatomische Fehlstellungen (z. B. Verlagerung der Kniescheibe zur Seite)		
Schmerzen nach einem Trauma, z. B. einem Sturz oder Unfall		
Atemnot sowie Druckschmerz, bläuliche Verfärbung, Wärmegefühl in der Wade und/oder Schwellung im Bereich des Fußknöchels		
Nächtlicher Schmerz, ungewollter Gewichtsverlust oder starke Schmerzen in Ruhe, ggf. Wärme, Schwellung, Rötung des Kniegelenks, Fieber oder Schüttelfrost		
Instabilitätsgefühl im Knie, „Giving-Way"-Phänomen (Knie knickt weg), Bluterguss, Schwellung im Kniegelenksbereich		

Tab. 1 Gefahrenzeichen, bei denen eine ärztliche Untersuchung notwendig ist. Wenn du eine dieser Fragen mit „Ja" beantwortest, musst du deinen Arzt aufsuchen und eine aufwendigere Untersuchung durchlaufen, wie z. B. Röntgen oder Computertomografie usw.

Hinweis

Die Gefahrenzeichen sollen dir keine Sorgen oder Angst vor ernsthaften Erkrankungen oder Verletzungen bereiten, vielmehr soll dich die ärztliche Abklärung lediglich absichern.

Reparaturmechanismen des Körpers

Wundheilung

Du fragst dich, wann eine Verletzung oder eine Schädigung des Körpergewebes (z. B. Knochen, Muskeln, Bänder, Sehnen, Nerven, Haut) wieder vollständig „repariert" ist? Ganz einfach: Wenn die Wundheilungsphasen abgeschlossen sind! Hierbei handelt es sich um einen komplexen, biochemischen Prozess im Bereich des verletzten Gewebes (Gurtner et al. 2008).

Einige Wundheilungsphasen verlaufen immer nach demselben Muster, wie z. B. die akuten Reparationsprozesse. Dabei kommt es zu einer Verengung der Blutgefäße, die den Blutfluss stören und ihn hemmen. Die nachfolgende Freisetzung von Botenstoffen erwirken dann die klassischen Merkmale einer Verletzung (Wärme, Rötung, Schwellung und Schmerz). Dieser Prozess bezieht sich auf deine körperlichen Strukturen, z. B Muskeln, Sehnen, Bänder.

Neurale Schmerzverarbeitung

Die Regeneration von Störungen deines Nervensystems dauert meistens weitaus länger. Im Grunde genommen kannst du dir vorstellen, dass die neuronale Schmerzverarbeitung der körperlichen Regeneration hinterherhinkt. Du verspürst also noch Schmerz, selbst wenn das Gewebe verheilt ist. Als Bild kannst du dir vorstellen, dass der Schmerz in deinem Nervensystem „hängen geblieben" ist wie ein nicht richtig ausgespültes Waschmittel in einem Wäschestück.

So bedarf es oft vieler Monate, bis es dir im Falle des chronischen Knieschmerzes gelingt, deine Wahrnehmungs-, Interpretations- und Verarbeitungsfähigkeit von Reizen (Schmerz) zu normalisieren (Roy et al. 2017). Ein Beispiel ist das Normalisieren und Reduzieren der Angst vor Bewegungen, wie z. B. Kniebeugen. Die „Reparation" des hier zugrundeliegenden Verhaltens oder eben des Umgangs mit Schmerz, Funktion und Belastung ist dann der entscheidende Lösungsweg [➦ „Schmerz und Verhalten" S. 54].

Regeneration

Die Möglichkeiten, die Regeneration deiner Kniebeschwerden zu beschleunigen, können unterschiedlich sein. Wichtig ist die richtige Zuordnung. So eignen sich beispielsweise lockere Aktivitäten wie Schwimmen, Radfahren, Nordic Walking oder Stretching zur Regeneration nach muskulären Überlastungen, wie sie z. B. der „Muskelkater" darstellt (Lewis et al. 2012). Regenerationsmaßnahmen aufgrund von Überlastungserscheinungen, die keinen der im Vorfeld erwähnten Warnsignalen entsprechen, sind sehr individuell zu betrachten. Zur bestmöglichen Vermeidung und Umgang mit Überlastungserscheinungen ist die Belastungs- und Entspannungsplanung unumgänglich. Du solltest z. B. im Falle einer Überlastungserscheinung wie dem Muskelkater so lange keine weiteren intensiven Belastungen durchführen, bis die Überlastung weitestgehend abgeklungen ist. Nur weil z. B. dein Bekannter gut auf Stretching reagiert, muss dies nicht bei dir der Fall sein (Lewis et al. 2012).

Allgemein kannst du davon ausgehen, dass je schwerer die Verletzung, also die Schädigung deines Körpers, ist und je eher ein Gefahrenzeichen auf dein Beschwerdebild zutrifft, desto komplexer ist die Regeneration zu erwarten. Dies bedeutet keinesfalls, dass du eine schwerwiegende Erkrankung oder dergleichen durchmachst, nur weil du besondere Anzeichen verspürst, wie z. B. Jucken, eine gewisse Steifigkeit oder auch Schmerz.

Hinweis

Um besser eine mögliche Schädigung deines Körpers einschätzen zu können, hilft es dir, an den oder die Auslöser deiner Symptome zu denken. Sind diese vorhanden, z. B. ein Unfall, ein Sturz auf das Knie, Verdrehen des Unterschenkels? Wenn ein direkter Auslöser, wie ein Sturz oder ungewohnte Belastungsspitzen wie beim ungeplanten Sprint zur Bushaltestelle, mit deinen Schmerzen in Verbindung steht, leidest du an einer Strukturschädigung wie z. B. an einer Muskelüberlastung oder -zerrung. In diesem Fall wäre es sinnvoll, die betroffene Struktur durch leichte Bewegungsformen wie Spazierengehen, Wassergymnastik, langsames Schwimmen oder Stretching auch regenerativ zu behandeln oder die entsprechende Überlastung wie einen Muskelkater einfach ausklingen zu lassen.

In unserer täglichen Praxis fällt uns auf, dass unsere Patienten oft nicht richtig einschätzen können, welche Regenerationsmechanismen für sie in ihrer jeweiligen Situation sinnvoll sind. Ein häufiges Beispiel ist dabei die allgemeine Überlastung. Diese entsteht nicht durch eine einmalige körperliche Überlastung, sondern durch die Erschöpfung des gesamten Organismus. Demnach eignen sich zur Therapie an dieser Stelle auch keine spezifischen Behandlungstechniken an der Muskulatur wie etwa Massagen. Nicht die Muskulatur ist überlastet, sondern das Nervensystem. So einfach und ernüchternd es nun klingen mag, aber hier zählt das Belastungsmanagement als der wichtigste Therapieansatz. So zeigt meistens allein die Verbesserung der Schlafsituation enorme Effekte. Der Schlaf und die Entspannung gehören zu den notwendigsten Maßnahmen im Rahmen der Regeneration und im Belastungsmanagement (Vyazovskiy 2015). Bei psychischen Überlastungen, wie sie z. B. durch Stress ausgelöst werden, sind entspannungsfördernde Methoden sehr effektiv [Abb. 5].

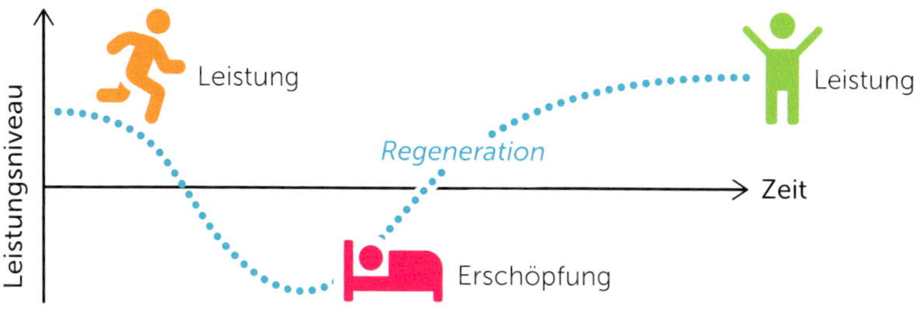

Abb. 5 Regeneration durch Entspannung und Pausen.

Beachte

Es ist zu erwarten, dass Wundheilungsphasen unterschiedlich lange dauern. Oftmals ist es keine rein körperliche Verletzung, die regenerieren muss. Häufig ist es so, dass deine Belastungssituation die Ursache der Beschwerden ist und diese einer gezielten Regeneration bedarf [„Schmerz und Verhalten" S. 54].

Die Heilungsphasen – ein „Naturgesetz"

Die Heilungsphasen werden in drei große Abschnitte eingeteilt, die fließend ineinander übergehen. Ausgangspunkt ist die Schädigung eines Körperteils, welche dann in direktem Bezug zur Schmerzempfindung steht (Piotek & Toutenhahn 2006). Indirekt können länger andauernde Schmerzempfindungen und die dementsprechend eingeschränkte Belastbarkeit auch mit den Heilungsphasen zusammenhängen. Erstere sind nicht „immer" einer Verarbeitungsstörung des Nervensystems zuzuordnen. So können sich Belastungen des Kniegelenks noch Wochen oder Monate nach einer Strukturverletzung (z. B. Muskelüberlastung, Bänderriss) als Folge einer noch nicht abgeschlossenen Heilung ebenfalls als schmerzhaft erweisen. Hier gilt es, die Dauer der Heilungsphase und damit die benötigte Zeit für die Strukturregeneration zu respektieren.

Die drei Heilungsphasen sind:

1. **Ruhephase (Latenzphase)**: Sie erstreckt sich über einen Zeitraum bis zum vierten Tag nach dem schädigenden Ereignis (z. B. Unfall, Operation)
2. **Bildungsphase (Proliferationsphase)**: Sie beginnt ab dem vierten und verläuft bis zum 14. Tag nach dem auslösenden Ereignis
3. **Reparationsphase**: Sie beginnt etwa zwei Wochen nach dem auslösenden Ereignis und verläuft je nach geschädigtem Gewebetyp über einen Zeitraum von drei Wochen bis hin zu vielen Monaten

Wundheilungsphasen am Beispiel „Bandverletzung"

Doch was bedeuten Wundheilungsphasen konkret? Die Abb. 6 zeigt am Beispiel „Kreuzbandriss" den Wundheilungsverlauf.
Die **Entstehung eines Bänderrisses** kann unterschiedliche Ursachen haben. Wir betrachten den Auslöser auf der körperlichen Ebene: Ein Teil deines Bandapparats, z. B. das vordere Kreuzband (Ligamentum cruciatum anterius), ist seit Längerem durch ungünstige Belastung vorgeschädigt. Die Beschwerden hast du nur selten und eher phasenweise wahrgenommen – es bestand kein Grund zur Sorge. Nach einem Skiunfall ist das vordere Kreuzband nun vollständig gerissen. Zum Glück hast du keine weiteren

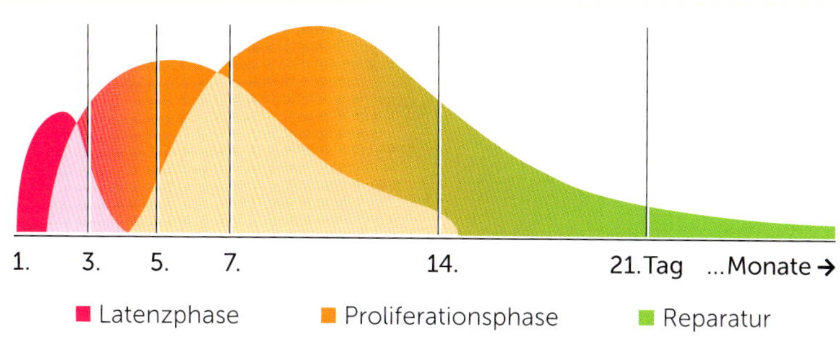

Abb. 6 Die drei sich überlappenden Phasen des Heilungsprozesses im Zeitablauf beim Bandscheibenvorfall.

Strukturen deines Kniegelenks verletzt, wie z. B. die Seitenbänder oder den Oberschenkelmuskel. Während des Unfalls fühlte sich dein Kniegelenk an, als würde es zerreißen. Du verspürst zunächst einen ziehenden bis stechenden Schmerz tief in deinem Kniegelenk, der sämtliche Kniebewegungen einschränkt. Außerdem fühlt es sich beim Gehen, vor allem aber beim Hinabsteigen einer Treppe an, als würde dein Knie „nachgeben" und wegsacken.
In der nachfolgenden Zeit treten immer wieder Schwellungen rund um dein Kniegelenk auf und auch das Instabilitätsgefühl ist geblieben. Noch immer vermeidest du das Treppensteigen. Deine Beschwerden können je nach Schweregrad und Begleitverletzungen mit Bewegungseinschränkungen und Schmerzen bei axialer Belastung des Kniegelenks einhergehen.

1. **Ruhephase (Latenzphase):** In der Akutphase eines Bänderrisses ist die Schmerz- und Beschwerdeintensität am höchsten. Dir würden vor allem sämtliche Alltagsbelastungen zur Qual werden, die mit dem Beugen und Strecken, aber auch dem Drehen deines Kniegelenks einhergehen. Selbst die Belastung des

Beines ohne zusätzliche Bewegungen fällt dir schwer und dein Kniegelenk fühlt sich instabil und wackelig an. Dir bleibt kaum etwas anderes übrig, als die Auslöser (Bewegungen, Belastungen) dafür zu vermeiden. Die Auslöser sind dabei sehr individuell. Nicht jede Bewegung würde bei dir für genau dieselben Reaktionen wie bei einem anderen Patienten sorgen. Das Resultat ist aber ähnlich: meistens ein dumpfer bis stechender, klar lokalisierbarer Schmerz tief im betroffenen Kniegelenk. Nicht selten wird zu einer operativen Versorgung der Verletzung geraten (Monk et al. 2016, AWMF 2018).

Die Schmerzen entstehen im weiteren Verlauf nicht nur aufgrund der direkten Schädigung, sondern weil dein Körper beginnt, sich zu regenerieren. Er schützt das verletzte Gewebe und leitet Regenerationsprozesse ein, wie z. B. die Reparatur der Verletzung oder die Reduktion der Entzündung. Dafür greift er auf das Schließen von verletztem Zellgewebe durch Granulat (körpereigenes Verdickungsmittel) zurück. Zudem verhindert er die weitere Verstärkung von Entzündungsprozessen. Diese Prozesse werden immer wieder unterbrochen, wenn es zu einer Reizung der betroffenen Strukturen kommt. Daher reagiert das Nervensystem mit intensivem Schmerz.

2. **Bildungsphase (Proliferationsphase):** Nach der Akutphase intensiviert der Körper über komplexe biochemische Prozesse die Bildung von neuem Bindegewebe, welches für die Vernarbung der verletzten Strukturen sorgt. Wachstumsfaktoren (Zytokine) werden aktiviert. Die Widerstandsfähigkeit wird verstärkt und die Schmerzen nehmen ab, wobei die Belastbarkeit wieder ansteigt. Die Entzündungen gehen zurück, bis sie vollständig abgeklungen sind. Auch deine Schmerzen würden an dieser Stelle stark nachlassen, wobei du noch lange nicht an deiner vollständigen Belastbarkeit angelangt wärst.

3. **Reparationsphase:** In der weiteren Regeneration wird festes Bindegewebe (Kollagenfasern) gebildet. Danach passen sich die neu gebildeten Fasern an die einwirkende Belastung an, z. B. weitläufige Bewegungen, höhere Krafteinwirkungen. Sie werden durch die einwirkende Belastung „trainiert" und gleichen immer mehr dem ursprünglichen, nicht verletzten Gewebe. Du würdest in dieser Phase immer weniger Schmerzen wahrnehmen und deine alltägliche Belastbarkeit stufenweise normalisieren können. Wettkampfsportarten sollten gemäß Forschungsergebnissen erst nach 6–9 Monaten wieder aufgenommen werden (AWMF 2018, Filbay & Grindem 2019).

Aus den geschilderten Zusammenhängen bei den Heilungsphasen eines Bänderrisses wird klar, dass es stets notwendig ist, die Phasen des Heilungsprozesses zu respektieren. Bei den Heilungsphasen handelt es sich um eine Art Naturgesetz, ähnlich den Gesetzen zur Schwerkraft. Wenn du Letztere missachtest und von einer Brücke fällst, wirst du die negativen Folgen nicht vermeiden können. Du kannst sie nicht umgehen und das gilt auch für den Ablauf des Heilungsprozesses!

Glücklicherweise sind Knieschmerzen nicht automatisch mit Bänder-, Sehnen, Meniskus- oder Kapselverletzungen gleichzusetzen und eher selten anzutreffen.

Merke und beachte!

Wir können die physiologischen und notwendigen Prozesse der Heilung nicht überspringen, sondern nur angenehmer gestalten. Das Ziel sollte sein, solche Verletzungen wie beispielsweise einen Bänderriss zu vermeiden, indem wir unsere Kniegelenke auf die Belastungen im Alltag vorbereiten.

Heilungsphasen besser verstehen

Gerade die letzte Phase (Reparationsphase) dauert je nach verletzter Struktur unterschiedlich lange. Leichte Verletzungen wie z. B. ein Muskelkater heilen binnen weniger Tage aus, während ein gebrochener Knochen in der Regel 4–6 Wochen Heilungszeit benötigt. Aufgrund der schlechteren Durchblutung benötigen Bänder, Sehnen und Knorpelgewebe meist mehr Zeit zur Heilung. Am langwierigsten verlaufen Nervenverletzungen. Hier kann sich je nach Verletzungsausmaß die Heilungszeit auf mehrere Jahre erstrecken.

Neben den Zeitfenstern ist für die Einteilung in akuten, subakuten und chronischen Schmerz entscheidend, ob er durch die Verletzung erklärt werden kann. Die Tabelle 2 ist ein Orientierungsrahmen und zeigt typische Lokalisationen und Heilungszeiten, wobei im Einzelfall leichte Abweichungen bestehen können.

Schmerzart	Lokalisation	Heilungszeit (Tage)
Akut	Struktur (z. B. Muskeln, Knochen)	1–10
Subakut	*Eher situativ:* langanhaltende Strukturschädigung (Nervenwurzel, Knochen, Muskulatur usw.) bzw. *eher dauerhaft:* beginnende Überlastung des Nervensystems	< 90
Chronisch	(Periphere) Nerven, Gehirn, Rückenmark	> 90

Tab. 2 Zusammenhang zwischen Schmerzart, typischen Lokalisationen und Heilungszeiten.

Schmerz und Verhalten

Als leistungsfähigstes Instrument ermöglicht es uns unser Verhalten, die Bewältigung von körperlichen Leiden und Schmerzen zu verbessern und sogar zu verhindern. Auch wenn dies erstmal verwirrend klingen mag – im Sinne von „Was hat denn meine Psyche mit meinem körperlichen Schmerz gemeinsam?". Wir wissen dies, weil der Fokus in diesem Buch nach dem wissenschaftlich geprüften Goldstandard, d. h. der besten funktionierenden Methode, ausgerichtet ist (DEGAM 2016).

Der Zusammenhang zwischen unserer mentalen Verarbeitung von Reizen und Informationen aus der Umwelt und der darauffolgenden körperlichen Reaktion ist für die Therapie unserer jeweiligen Beschwerden elementar (DEGAM 2016). Jeder von uns erfährt im Laufe seines Lebens mehr oder weniger intensive Reize (Einflüsse), die positiv wie negativ sein können. So wirken auf uns beispielsweise das Gefühl, die Interpretation und die Erfahrung von Motivation durch eine vertrauenserwirkende Quelle, wie sie z. B. ein Erfolg darstellt, leistungsfördernd (Turner & Patrick 2008). Dagegen empfinden wir eine Erkrankung oder auch die häufige Konfrontation mit monotonen, langanhaltenden, überschwelligen Reizen (Stress) als leistungs- und belastungslimitierend. Man könnte auch von „energieraubend" und „erschöpfend" sprechen.

Je länger unser Körper einem negativen Reiz (z. B. Stress, Angst, Sorge, Wut, Nervosität) ausgesetzt ist, desto stärker wird das Nervensystem belastet. Dieser Prozess ist auch die Hauptursache für langanhaltende Schmerzen. Reize, die bei einmaligem Eintreffen als nahezu „lächerlich" eingestuft werden können, wie etwa das schrille Klingeln eines Telefons, potenzieren sich nach dutzendfachem Eintreffen zu einer „kaum mehr aushaltbar" definierten Qual. Als Folge reagiert unser Organismus immer sensibler (Yaribeygi et al. 2017). Was noch viel schlimmer ist, lässt sich anhand der längerfristigen Folgen solcher Zustände zeigen. Durch sie entwickeln wir negative Vorahnungen, welche dann dazu führen, dass sich die auslösenden Faktoren für die „unangemessene" Reaktion noch stärker aufbauen und sich das Schmerzverhalten langfristig nicht schmerzmindernd, sondern schmerzsteigernd entwickelt (Yaribeygi et al. 2017).

Der real empfundene, anhaltende Schmerz verleitet auch aufgrund unseres gemeinhin akzeptierten Schmerzverständnisses sehr leicht zu der falschen Annahme, dass Knieschmerzen immer mit rein körperlichen Schäden verknüpft sind wie z. B. mit Band- oder Sehnenverletzungen, Knorpelschäden oder blockierten Gelenkteilen. Die Angst vor solchen angenommenen Verletzungen lässt dann nicht lange auf sich warten. Doch diese angenommenen Schäden sind meistens gar nicht zutreffend. Um dies auszuschließen, sind Ärzte und Physiotherapeuten verpflichtet, auf diese Gefahrenzeichen hin zu untersuchen und zu reagieren, wenn sie erkannt werden.

Eine auf den zweiten Blick ermutigende Nachricht

Unser Lebensstil, unsere Erfahrungen, negative Reize aus der Umgebung wie z. B. Stress und die Folgen daraus, wie etwa Schlafmangel, zu wenig Bewegung, eine erhöhte neurologische Sensibilität und zunehmende Befürchtungen, lassen uns schnell vermuten, dass unser Schmerz durch eine körperliche Schädigung verursacht wird. Aber: Die wenigsten Knieschmerzen sind mit schwerwiegenden körperlichen Schäden verbunden, die allermeisten dagegen mit ungünstigen Verarbeitungs- und Managementsituationen (Maclachlan et al. 2020, Phyomaung et al. 2014, Roy et al. 2017). All diese Erkenntnisse müssen in der Therapie von schmerzhaften Kniebeschwerden beachtet werden.

Das optimale Verhalten im Umgang mit Kniebeschwerden

Neben der körperlichen Beschaffenheit des Kniegelenks und den entsprechenden Gefahrenzeichen wurden in den vorhergehenden Abschnitten auch das Nervensystem und die Psyche beachtet. Dabei hast du bereits einige Mythen und Risiken hinsichtlich der

Regeneration deiner Kniebeschwerden kennengelernt. Aber damit nicht genug, denn was nützt dir die reine Information über ungünstige Prozesse und Methoden? Die Antwort soll lauten:

> *„Andere können dir zwar den Weg zeigen, aber lösen kannst du deine Kniebeschwerden nur selbst."*

Damit liegt die Überleitung zum „optimalen" Verhalten auf der Hand. Ohne den richtigen Umgang, d. h. eine Änderung oder eine Ergänzung des bisher als „richtig" angenommenen Verhaltens, wirst du deine Beschwerdefreiheit nur sehr mühsam erreichen, wenn überhaupt. Je nach Einteilung deiner Knieschmerzen in akut, subakut oder chronisch verändert sich auch der Anspruch an dein Verhalten – dein Kniemanagement. Es steht an, das aktuelle Verhalten zu reflektieren und Änderungen auf den Weg zu bringen.

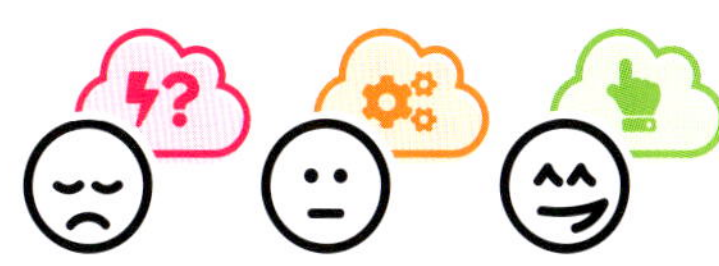

Was ist zu tun?

Sofern du an akuten oder subakuten Knieschmerzen leidest, sollte dein Handeln vor allem darauf ausgerichtet sein, den Übergang in die langandauernde, chronische Beschwerdeentwicklung zu vermeiden. Dazu sind die nachfolgenden Empfehlungen hilfreich. Wenn du bereits längere Zeit an Knieschmerzen leidest, eignen sich diese Vorgehensweisen, um das eigene Verhalten zu verändern bzw. zu optimieren:

- **Verbessere dein Verständnis von Kniebeschwerden** durch seriöse Informationen (Bosomworth 2009, Maclachlan et al. 2020, Pazzinatto et al. 2019, Phyomaung et al. 2014, Roy et al. 2017), z. B. gehen die meisten Knieschmerzen nicht mit gefährlichen, körperlichen Schäden einher, wie Bänder- und Sehnenrisse,

Knochenbrüche oder Entzündungen. Geprüfte Gesundheitsinformationen, die in verständlicher Sprache aufbereitet sind, finden sich z. B. auf der Internetseite des Instituts für Qualität und Wirtschaftlichkeit im Gesundheitswesen (IQWiG 2019).

- **Vermeide übermäßige Sorgen** wie Angst vor Bewegungen. Sorgen und Ängste werden durch die innere Neigung zum „Dramatisieren" verstärkt (Cresswell et al. 2020). Daher empfiehlt es sich, die eigene Einstellung zu hinterfragen und sich um den Abbau von katastrophisierenden Gedanken zugunsten von Selbstvertrauen und -wirksamkeit zu bemühen (Maclachlan et al. 2020, Roy et al. 2017).
- **Vermeide Überbelastung** durch Stress oder körperliche Überbelastung (z. B. beruflich, familiär, freizeitbezogen) mithilfe von Entspannungstechniken (Hilton et al. 2017, Susko et al. 2013).
- **Verbessere deine körperliche Belastbarkeit**, z. B. Regenerationsfähigkeit, Stoffwechselsituation, Kraft, Ansteuerung und Wahrnehmung von Bewegungen, stufenweise mithilfe von entsprechendem Training (Turner et al. 2020).
- **Strukturiere deine wichtigen alltäglichen Aufgaben und deinen Tagesablauf** durch gezielte Wahrnehmung und Reflexion, z. B. durch das Einplanen von genügend Regenerationszeit, Bewegung und Schlaf (Davin et al. 2014).
- **Vermeide bzw. ersetze rein körperliche und kurzweilige Therapiemaßnahmen**, wie Massagen, Schmerzmittel oder Mobilisation der Gelenkpartner, durch weitreichendere Methoden wie z. B. stufenweises Training zur Belastbarkeitssteigerung oder regelmäßige Entspannungsübungen (Hilton et al. 2017, Maclachlan et al. 2020, Pazzinatto et al. 2019, Susko et al. 2013, Turner et al. 2020).

Genauere Informationen zur Umsetzung von Maßnahmen, die dein Verhalten im Zusammenhang mit deinen Kniebeschwerden betreffen, findest du im Kapitel „Das Verhaltensprogramm" [→ S. 121].

Lebensführung

Aus den Empfehlungen des vorhergehenden Abschnitts ist ersichtlich, dass es sich bei der Selbstbehandlung deiner Kniebeschwerden um mehr als die bloße Ausführung von Trainingseinheiten handelt. Es geht um nicht weniger als darum, deine Lebensführung zu verändern! Aber du kannst darauf vertrauen, dass die im Praxisteil vorgestellten Programme dich zuverlässig und einfach umsetzbar zu einem gestärkten und belastbaren Knie führen werden. Das macht diesen praktischen Leitfaden für dich so wertvoll.

Die Programme nehmen die Schwerpunkte „Knieschmerz", „Bewegungseinschränkung des Kniegelenks" und „Verhalten" auf. Gelingt es dir, diese zu verinnerlichen und die entsprechenden Maßnahmen dazu erfolgreich umzusetzen, steigt die Qualität deiner Lebensführung deutlich an. Du wirst einen Zugewinn an Vitalität und Lebensfreude erleben.

Damit die drei Schwerpunkte zur Selbstbehandlung deiner Knie so perfekt wie möglich funktionieren, sind hier noch einige „Begleitumstände" zusammengestellt, die es zu beherzigen gilt und von denen einige dir sicherlich bereits bekannt sind:

- → **Regelmäßige und zielgerichtete Aktivität:** Führe deine Aktivitäten lieber häufiger, aber dafür in geringer bis moderater Intensität durch als selten, übermotiviert und hart. Dafür eignen sich z. B. Spaziergänge am Morgen und/oder Abend, lockere Übungen, wie sie in diesem Buch beschrieben sind, oder aktive Freizeitbeschäftigungen mit Freunden (Turner et al. 2020, Willy et al. 2019). Die Gesundheit deiner Kniegelenke ist dein Ziel, nicht dein Muskelwachstum oder Ähnliches.
- → **Entspannung und Regeneration:** Du kannst nur belastbar sein, wenn du dir Pausen zur Erholung gönnst und dich regelmäßig entspannst! Das gilt auch für dein Knie. Finde das richtige Gleichgewicht zwischen Belastung und Entlastung im

Alltag. Dies bezieht sich vor allem auf die Situation im Berufsleben, aber auch auf das Familienleben oder den Sport. Entspannungstechniken und regelmäßiger, ausreichender Schlaf über mindestens 7 Stunden pro Tag helfen (Hilton et al. 2017, Susko et al. 2013). Führe die Entspannungsübungen am besten vor dem Schlafengehen durch.

→ **Wissenschaftlich geprüfte Informationen:** Viele Ratschläge sind gut gemeint, aber sie stimmen nicht! Daher ist es wichtig, dass du geprüfte Informationen erhältst [➦ „Zehn Mythen über Knieschmerzen“ S. 11]. Um auch deine sorgenvollen Gedanken und dadurch negative Folgen, wie z. B. eine unnötige Verängstigung zu vermeiden, sind korrekte, fachliche Informationen wichtig. Deine Kniebeschwerden sind unangenehm genug, du solltest dir daher nicht deine Zuversicht, deine Motivation und deine Belastbarkeit rauben lassen. Dasselbe gilt für das Thema „Ernährung“. Viele Empfehlungen basieren auf ungeprüften Aussagen, die den Anbietern nur dazu dienen, sich an Trends zu bereichern (Ridgway et al. 2019).

→ **Selbstvertrauen und Motivation** im Zusammenhang mit dem eigenen Kniegelenk: Nur wenn du zum einen motiviert bist und zum anderen Vertrauen in deine Fähigkeiten hast, wirst du langfristig deine Kniebeschwerden kontrollieren können.

→ **Selbsteinschätzung und Reflexion:** Um weiterzukommen, musst du wissen, wo du wirklich stehst und was du schon geschafft hast. Durch das regelmäßige Protokollieren deiner aktuellen Beschwerden kannst du kleine und große Erfolge besser erkennen und deine Motivation auch langfristig erhalten.

→ **Ernährung:** Eine ideale Versorgung mit Nährstoffen und eine entzündungshemmende Ernährung können helfen, deine Knie belastbarer zu halten. Bei Übergewicht kann eine Reduktion des Körpergewichts (ab ca. 5 % des Körpergewichts) dazu führen, die Kniebelastungen im Alltag zu reduzieren und dadurch Schmerzen lindern.

Das Wichtigste über Ernährung

Damit du nicht dem Irrglauben unterliegst, Kniebeschwerden wären allein durch eine Gewichtsreduktion behandelbar, solltest du dazu eine ärztliche Untersuchung in Erwägung ziehen. Wenn du tatsächlich an Übergewicht leidest, macht es durchaus Sinn, deine Ernährung umzustellen, um den Kniebeschwerden entgegenzuwirken.

Grundlegend eignet sich zur Gewichtsreduktion auch die regelmäßige Durchführung von Bewegungsprogrammen, wie sie im Praxisteil ausführlich beschrieben werden. Dabei solltest du vor allem nach dem Prinzip „lieber häufiger als zu intensiv" vorgehen.

Neben unseren Übungsprogrammen möchten wir dir auch das Einbauen von alltagstauglichen Aktivitäten empfehlen. So lassen sich Kalorien z. B. spielerisch auf dem Weg zur Arbeit mit dem Fahrrad oder zu Fuß verbrennen. Zur erfolgreichen und langfristigen Ernährungsoptimierung kann das regelmäßige Protokollieren der konsumierten Nahrungsmittel nützlich sein (Harvey et al. 2019) – zugegebenermaßen ein Aufwand, zu dem nicht jeder Lust hat. Aber so erhältst du erstens einen besseren Einblick in deinen Konsum, zweitens eine bessere Kontrolle und drittens steigert es deine Motivation zum Durchhalten, wenn du positive Tendenzen direkt sehen kannst (Roffey et al. 2013, Harvey et al. 2019).

Ein weiterer Aspekt ist, auf die gesundheitsschädigende oder -fördernde Wirkung von Nahrungs- und Genussmitteln zu achten. Neben den bekannten Warnungen vor Nikotin, Alkohol und Zucker sollte die Entzündungsförderung durch rotes Fleisch oder Wurstwaren (Green et al. 2016, Elma et al. 2020, Watzl 2008) berücksichtigt und deren übermäßiger Verzehr vermieden werden. Hinzuzufügen sind dem täglichen Speiseplan dagegen Nahrungsmittel mit entzündungshemmender Wirkung. Dazu gehören Kurkuma, Fenchel, Ingwer, Knoblauch, Zwiebeln, Blaubeeren, Sauerkraut und Walnüsse.

Nicht zu vergessen ist auch die ausreichende Flüssigkeitszufuhr. Mindestens zwei Liter täglich sind genug. Dein Flüssigkeitsbedarf hängt natürlich von deiner körperlichen Aktivität und dem Schwitzen ab. Du benötigst pro Stunde Sport mindestens 0,5 Liter Flüssigkeit extra. Erhöhe also die Trinkmenge, sobald du körperlich aktiv wirst (Armstrong & Johnson 2018).

Du möchtest abnehmen?

Der einzige Weg, um effektiv abzunehmen, gelingt über die Kalorienreduktion. Das heißt, du musst weniger Kalorien zu dir nehmen, als du verbrauchst. Eine hilfreiche Methode, um den Hunger zu stillen, sind füllende und kalorienarme Nahrungsmittel. Dafür eignen sich u. a. Tomaten, Gurken und generell wasserreiches Obst und Gemüse (Ridgway et al. 2019).

Die von uns favorisierten Methoden und Tipps mögen einfach klingen, und genau das sind sie in der Theorie auch, was nicht bedeutet, dass es auch in der Praxis einfach ist, jahrelange Gewohnheiten aufzugeben und durch neue Verhaltensweisen und Essgewohnheiten zu ersetzen.

Wir wollen, dass du mit der Ernährung eine Verbesserung deines Gesundheitszustands erreichst und dieser die Bekämpfung deiner Kniebeschwerden unterstützt. Unnütze oder künstlich komplizierte Methoden kommen dafür nicht infrage, und manche herkömmliche Überzeugung ist schlichtweg falsch. Ein Beispiel ist der bis heute andauernde Glaube, dass Milch ein enorm bedeutendes Nahrungsmittel ist und man ohne Milch keine gesunden Knochen entwickeln kann. In Wirklichkeit ist Milch nicht einzigartig zur Unterstützung gesunder Knochen. Das belegen aktuelle und umfangreich durchgeführte Forschungen (Willett & Ludwig 2020). Der Kalziumanteil, den du für die Gesundheit deiner Knochen benötigst, ist auch genauso in pflanzlichen Nahrungsmitteln enthalten. Ein Vergleich: 100 ml Kuhmilch enthalten ca. 120 mg Kalzium. Dagegen enthält das kalorienfreie Mineralwasser ca.

30 mg Kalzium pro 100 ml. Dieses ist aufgrund seiner ionisierten (basischen) Form sogar viel einfacher vom Körper verwertbar. Ein weiteres Beispiel zur alternativen Kalziumaufnahme sind Mandeln. Diese enthalten bis zu 260 mg Kalzium pro 100 g (Willett & Ludwig 2020). Dasselbe gilt für einen Mandeldrink. Altbekannte Glaubenssätze gilt es gerade im Hinblick auf die Ernährung kritisch zu betrachten.

Letztlich aber bleibt die Aufgabe, sich eingehend über die für die Gewichtsreduktion geeigneten Nahrungsmittel zu informieren und diese Erkenntnisse dann auch in die Tat umzusetzen.

An dieser Stelle nun enden unsere Ausführungen zu den Grundlagen unserer Übungsprogramme. Natürlich ließen sich diese bei Weitem detaillierter und umfassender darstellen. Wer daran interessiert ist, sei auf die zitierte Literatur verwiesen. Uns ging es in erster Linie darum, in knapper Form die wissenschaftlichen Erkenntnisse vorzustellen, auf denen unsere getesteten Übungsprogramme beruhen, und offenzulegen, warum wir sie dir empfehlen. Die Theorie dahinter ist sozusagen „die Mutter der Praxis" und damit auch die deiner Lösungen.

Nun halte dich nicht länger mit den Hintergründen auf und starte deine Rehabilitation!

„Hilf dir selbst!"

Der Grundsatz „Hilf dir selbst!" ist nach wissenschaftlich ergründetem Wissen über die nachhaltige Bekämpfung von Kniebeschwerden unumgänglich (Bosomworth 2009, Maclachlan et al. 2020, Roy et al. 2017, Pazzinatto et al. 2019, Phyomaung et al. 2014, Willy et al. 2019). Alle in diesem Ratgeber vermittelten Programme sind auf eine möglichst effiziente Anwendbarkeit ausgelegt. Das bedeutet, es werden dir nur Übungen oder Methoden vorgestellt, die du zu Hause oder an jedem Ort umsetzen kannst (Hotel, Büro, Fitnessstudio oder Park) und die auf deine persönlichen Kniebeschwerden zugeschnitten sind.

Als Erstes benötigst du dazu eine Analyse deines aktuellen Befindens, d. h., du brauchst eine Vorstellung von deinem Zustand: Wie schätzt du ihn ein? Dein Zustand bildet sich aus deinem Schmerz, deiner Bewegungseinschränkung, z. B. bei Kniebeugen, und aus deiner Belastungsangst. Vielleicht betrifft dich persönlich nur eines dieser drei Probleme. Dann wirst du aber genauso ein für dich passendes Therapieprogramm durchlaufen können. Mithilfe unseres Analysewerkzeugs bestimmst du selbst, was und in welchem Ausmaß du etwas empfindest. Niemand interpretiert deine Wahrnehmung – weder ein Arzt noch ein Therapeut. Du selbst bist dein bester Diagnostiker, da nur du deinen Körper und deine Gedanken fühlen kannst. Bitte nutze diese Analysesysteme, die wir als Selbsteinschätzung bezeichnen. Du findest sie bei jedem Übungsprogramm. Es ist einfach!

Praxis

Ich habe Schmerzen

- Meine Schmerzintensität ist momentan gering
  → **Schmerzprogramm A** S. 84
- Meine Schmerzintensität ist momentan moderat
  → **Schmerzprogramm B** S. 88
- Meine Schmerzintensität ist momentan stark
  → **Schmerzprogramm C** S. 92

Meine Bewegungen sind durch Schmerzen, Muskelschwäche oder Steifigkeit eingeschränkt

- Ich kann meine Knie nicht drehen
  → **Funktionsprogramm A** S. 104
- Ich kann meine Knie nicht beugen oder strecken
  → **Funktionsprogramm B** S. 108
- Ich kann nicht lange sitzen oder meine Knie über einen langen Zeitraum belasten
  → **Funktionsprogramm C** S. 112
- Ich möchte vorbeugend aktiv sein und meine Knie stärken
  → **Funktionsprogramm D** S. 116

Ich habe Angst vor Bewegungen und vermeide sie

- Ich habe Angst, meine Knie zu drehen
  → **Verhaltensprogramm A** S. 126
- Ich habe Angst, meine Knie zu beugen oder zu strecken
  → **Verhaltensprogramm B** S. 130
- Ich habe Angst, lange zu sitzen oder meine Knie lange zu belasten
  → **Verhaltensprogramm C** S. 134
- Ich möchte mich sorgenfrei und entspannt bewegen
  → **Entspannungsprogramm** S. 138

Die drei Wege zur nachhaltigen Schmerz- und Bewegungsfreiheit

DEIN AUSGANGSPUNKT

Wie geht es dir in diesem Moment? Stehen für dich (langanhaltende) Schmerzen im Vordergrund? Dann starte mit dem *Schmerzprogramm* [➦ S. 81]. Oder ist nur eine bestimmte Bewegung eingeschränkt und du hast das Gefühl, dass dir Kraft und Beweglichkeit fehlen? Dann ist das *Funktionsprogramm* [➦ S. 97] für dich im ersten Schritt genau richtig. Wenn du dich vor bestimmten Tätigkeiten oder Bewegungen fürchtest, schaue dir das *Verhaltensprogramm* [➦ S. 121] an.

Du entscheidest über deinen Weg!

Unsere Empfehlungen für deine nachhaltige Selbstbehandlung beruhen auf drei eigenständigen Therapieprogrammen:

1. **Schmerzprogramm** (Reduktion von Schmerzen)
2. **Funktionsprogramm** (Verbesserung von Kraft und Beweglichkeit)
3. **Verhaltensprogramm** (Reduktion von Belastungsangst)

Je nach Stärke deiner Beschwerden musst du für die Durchführung der Programme zwischen ca. 24 Minuten täglich und höchstens zwei Stunden pro Woche investieren. So benötigst du beispielsweise für das „Schmerzprogramm A" höchstens 24 Minuten pro Tag und für das „Präventionsprogramm" ca. 60 Minuten pro Woche. Diesen Aufwand sollte dir deine Gesundheit wert sein. Und zur Beruhigung: Die Programme sind vielseitig und wurden von unseren Patienten als „attraktiv" bewertet.

Alle Therapieprogramme beinhalten einfache Übungen und Möglichkeiten zur Selbsteinschätzung. Wir haben dir die Übungen im Kapitel „Die Übungen" [➦S. 143] aufgelistet und kurz erläutert, damit du ausreichende Einblicke in die Ziele und die ideale Ausführung der Übungen hast. Wann du was machen solltest, basiert auf deiner jeweiligen Selbsteinschätzung. Sie ist das Zentrum und die „Messlatte" deiner Befindlichkeit. Du lernst zu spüren, welcher Schmerz bzw. welche Einschränkungen in deinem Körper vorliegen, wenn du die Programme durchführst. Keine Sorge! Wie man zu einer Selbsteinschätzung kommt, wird genau erklärt [➦S. 70].

Dein Werkzeugkasten

Das „Handwerkszeug“, das du für deine Kniebehandlung brauchst, lässt sich grob in drei Bereiche gliedern:

- praktische Hilfsmittel
- Selbsteinschätzung
- Gesamtmenge der infrage kommenden Übungen

Praktische Hilfsmittel

Du benötigst zur Durchführung der Übungen eine **Matte** (ca. 2 Meter lang und mindestens 50 cm breit), einen **Stuhl**, einen mittelschweren **Ball**, zwei **Kurzhanteln** und ein **Kissen** als Unterlage bei knienden Übungen, um deine Knie zu schonen. Als Alternative zu den Kurzhanteln kannst du zwei gefüllte Trinkflaschen verwenden. Falls du keinen Ball zur Hand haben solltest, kannst du die Übung alternativ mit einer gefüllten Wasserflasche durchführen. Die genaue Ausführung wird an der entsprechenden Stelle beschrieben.

Informationen zu den Kurzhanteln

- Leichte Kurzhanteln = 0,5–2 kg
- Mittelschwere Kurzhanteln = 2–5 kg
- Schwere Kurzhanteln = 5–10 kg

Am besten eignet sich zur Durchführung der Übungen **bequeme Sportkleidung**, damit du vor allem in den Beweglichkeitsübungen nicht unnötig eingeschränkt bist. Ein **ruhiger Ort** bei der Programmumsetzung hilft dir, zu entspannen und dich auf dich selbst zu konzentrieren.

Zur optimalen Durchführung der Therapieprogramme im Bereich „Verhalten" empfehlen wir dir zudem, einen **Spiegel** zu nutzen. So kannst du dich selbst leichter korrigieren. Auch erleichtert dir der Spiegel, deinen Fortschritt zu erkennen.

Selbsteinschätzung

Selbsteinschätzung ist ein zentrales Element in allen Programmen und ein entscheidender Teil deiner Selbsthilfe. Selbsteinschätzung ist die Einschätzung deiner momentanen Befindlichkeit. Dabei geht es um die bereits bekannten großen Bereiche:

→ Schmerz
→ eingeschränkte Bewegungen
→ durch Belastungsangst eingeschränkte Bewegungen

Ganz am Anfang dient die Selbsteinschätzung zur Feststellung, welches der Programme für dich das passende ist. Durch sie erfolgt eine „Weichenstellung". Deine Selbsteinschätzungen bei den Übungsprogrammen haben die Aufgabe, dir Feedback über deine Verfassung und deinen Fortschritt bei der Befreiung von deinen Kniebeschwerden zu geben.

Nutzen der Selbsteinschätzung

Möglicherweise fragst du dich, wozu diese Selbsteinschätzung überhaupt wichtig ist. Es sind vier Aspekte:

→ Deine Therapie wird nur dann individuell, wenn du deine persönlichen Beschwerden auch individuell einschätzen kannst. Du selbst bestimmst, wie stark deine Beschwerden sind! Das ist ein entscheidender Vorteil, denn kein Arzt oder Therapeut kann diese so genau bestimmen wie du.

- Weiterhin musst du deinen Prozess genau überprüfen können, um wirklich langfristig Erfolg zu haben. Dazu helfen dir die Selbsteinschätzungen. Sie funktionieren wie Messungen, die du immer wieder miteinander vergleichen kannst.
- Du kannst durch die Selbsteinschätzungen deinen Prozess genau verfolgen. Stelle dir vor, du verbesserst dich stetig und erkennst dies auch ganz klar. Das ist so etwas wie ein Belohnungssystem!
- Wie denkst du, fühlst du dich, wenn deine Entwicklungskurve stetig positiv ansteigt? Natürlich: Du erlangst deine Motivation und vor allem dein Vertrauen zurück. Dies verhilft dir zu mehr Belastbarkeit und dadurch auch zu einer besseren Lebensqualität.

Messinstrumente

Für deine Beschwerden in den drei Bereichen musst du deine momentane Schmerzintensität, das Ausmaß deiner Bewegungseinschränkung und deine Belastungsangst anhand der Skala von 0 (gar keine Schmerzen/Beeinträchtigungen/Ängste) bis 10 (maximale Schmerzen/Beeinträchtigungen/Ängste) [Abb. 7] einschätzen. Deine Selbsteinschätzung bestimmt dann auch die Auswahl und den Schwierigkeitsgrad des jeweiligen Übungsprogramms.

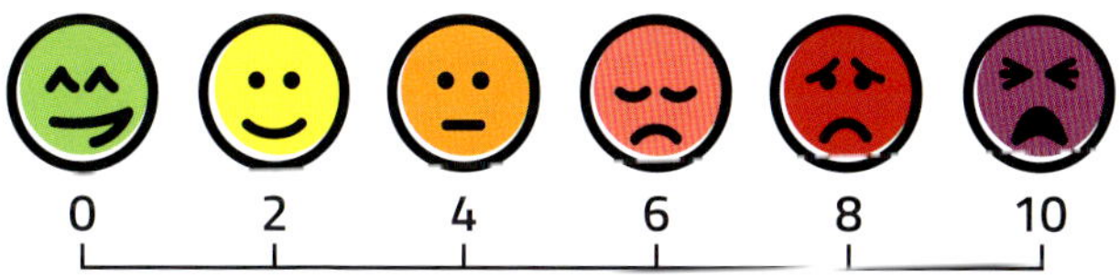

Abb. 7 Skala zur Selbsteinschätzung von Schmerz, Bewegungseinschränkungen und Angst vor Bewegungen.

Schmerz messen

Du kannst beispielsweise einschätzen, wie stark deine Schmerzen in einem bestimmten Moment sind – egal, ob im Ruhezustand oder bei einer bestimmten Bewegung. Wichtig ist, dass du immer dasselbe misst bzw. einschätzt. Nutze dafür die Skala von 0 (gar kein Schmerz) bis 10 (maximal vorstellbarer Schmerz). Probiere es gerade einfach aus: Schließe die Augen: Hast du Schmerzen? Fokussiere deine Aufmerksamkeit auf die Schmerzen! Gebe den Schmerzen eine Zahl von 0 (gar kein Schmerz) bis 10 (maximal vorstellbarer Schmerz). Du hast gerade keine Schmerzen? Dann gib dir eine 0. Das war es. Schätzt du beispielweise deinen Schmerz als „mittelschwer" (3–5 auf der Schmerzskala) ein, geht es weiter mit dem Schmerzprogramm B. So einfach ist die Selbsteinschätzung beim Schmerz!

Bewegungseinschränkung messen

Deine Bewegung kann durch Muskelsteifigkeit, -schwäche oder Schmerz schwerfallen. Für den Bereich „Bewegungseinschränkung" musst du einschätzen, welche und wie stark die Bewegung eingeschränkt ist. Genau wie beim Schmerz bestimmt deine Selbsteinschätzung auch bei der Bewegungseinschränkung die Auswahl und den Schwierigkeitsgrad des entsprechenden Übungsprogramms [Abb. 7, S. 71]. Führe die Einschätzung dann auch vor und nach den jeweiligen Übungen durch. Du richtest dich dabei wieder nach den Zahlen 0 (keine Einschränkung) bis 10 (maximale Einschränkung). Die Einschränkungen beziehen sich entweder auf deine Beweglichkeit oder auf deine Kraft, die du für verschiedene Bewegungsmuster benötigst. Ist deine Bewegung durch Schmerz nicht vollständig ausführbar, bewertest du entsprechend die Bewegungseinschränkung, die durch Schmerz verursacht wird.

Belastungsangst messen

Für den Bereich „Angst vor Bewegungen" musst du ebenfalls dein momentanes Empfinden einschätzen – und zwar anfangs zur Aus-

Bewegungsmuster	Einschrän- kungen Niveau 0–10	Angst vor Belastung Niveau 0–10
Rotationsmuster		
Richtungswechsel, z. B. beim Laufen um eine Kurve, beim Fuß- oder Basketball		
Drehen der Hüfte, z. B. beim Einladen einer Getränkekiste		
Umdrehen beim Gehen		
Beuge- und Streckmuster		
Aufstehen vom Stuhl		
Treppensteigen		
Kniebeugen, z. B. beim Aufheben eines Gegen- stands		
Statik- und Ausdauermuster		
Langes Sitzen mit angewinkelten Kniegelenken, z. B. am Schreibtischarbeitsplatz		
Fahrradfahren über größere Distanz		
Lange Gehstrecken oder Joggen		

Tab. 3 Testszenarien für deine Selbsteinschätzung der Bewegungseinschränkung und der Angst vor Bewegungen (Drehbewegungen, Beugen und Strecken, langes Sitzen und langandauernde Belastungen).

wahl des Übungsprogramms und dann auch vor und nach den jeweiligen Übungen, die wir dir vorstellen. Du orientierst dich wiederum an den Zahlen 0 (keine Angst) bis 10 (maximale Angst). Die Angst bzw. Furcht vor Schmerzen oder Verletzungen durch bestimmte Bewegungsmuster kann sehr unterschiedlich stark ausgeprägt sein und muss deshalb klar von dir bestimmt werden [Abb. 7, S. 71].

Teste deine Beweglichkeit und Bewegungsängste

Für die Selbsteinschätzung in den Bereichen „eingeschränkte Bewegungen“ und „Angst vor Bewegungen“ geben wir Dir eine Art Katalog an Testszenarien [Tab. 3, S. 73] an die Hand, mit denen du zuverlässig den aktuellen Status deiner Kniebeschwerden prüfen und dir bewusst machen kannst. Je nach Ergebnis gelangst du damit zu dem für dich effektiven Übungsprogramm zur Reduktion deiner Einschränkungen.

Beispiele zur Selbsteinschätzung

Schmerz bei Bewegungsmustern

Treppensteigen

Jedes Mal, wenn du Treppen hinauf- oder hinabsteigst, empfindest du Schmerzen. Diese verstärken sich, umso höher die Treppenstufen sind, und vielleicht fällt dir das Herabsteigen sogar schwerer als das Hinaufsteigen.

Beweglichkeitseinschränkung

Kniebeugen, z. B. beim Aufheben eines Gegenstands

Du möchtest dich für einen kurzen Moment hinhocken, um einen Gegenstand vom Boden aufzuheben. Dabei musst du dein Kniegelenk vollständig beugen. Doch je weiter du dein Kniegelenk beugst, desto „starrer“ wird es. Dein Kniegelenk fühlt sich blockiert an. Die Bewegungseinschränkung kann schmerzfrei oder schmerzhaft sein.

Krafteinschränkung

Aufstehen von einem Stuhl

Nach einer längeren Ruhephase möchtest du von deinem gemütlichen und tiefen Sessel aufstehen. Dabei fühlst du dich kraftlos. Das zügige und vollständige Strecken deiner Kniegelenke gelingt dir nur mit Mühe und du musst dich beim Aufstehen zusätzlich mit den Armen abstützen. Ebenso fällt dir das Aufheben von schweren Gegenständen schwer. Hierbei musst du zunächst deine Kniegelenke beugen und anschließend wieder strecken, um dich samt der zusätzlichen Last aufzurichten. Es gelingt dir nur mit großer Anstrengung und deine Beine fühlen sich einfach zu schwach an.

Belastungsangst

Kniebeugen, z. B. beim Hocken während der Gartenarbeit

Du hast Erfahrung mit Kniebeschwerden und empfindest bereits bei dem bloßen Gedanken an die Kniebeugung Schmerzen. Jedes Mal, wenn du dich im Alltag bücken oder hinhocken musst, wie z. B. beim Anziehen deiner Schuhe, beim Aufheben von Gegenständen oder beim Benutzen einer tief angebrachten Steckdose, befürchtest du, dein Kniegelenk dabei zu verletzen. Die Angst vor Verletzungen und Sorgen vor Schmerzen stehen dabei im Vordergrund und behindern dich bei alltäglichen Aktivitäten.

Protokoll zur Messung von Schmerz, Bewegungseinschränkung und Belastungsangst

Achtung – an dieser Stelle kommt für viele ein vermutlich etwas lästiger, aber der wichtigste Teil deiner Selbsteinschätzungen während des Übungsprogramms: Du musst deinen Erfolgsprozess klar verfolgen können! So fällt es dir viel leichter, deinen Fortschritt zu erkennen und langfristig am Ball zu bleiben. Dafür haben wir ein **Formular** erstellt [Abb. 8, S. 77], das die bereits bekannte Skala von 0–10 (von oben nach unten) zeigt und für die Einschätzung der Beschwerden in den drei Bereichen genutzt werden soll: Schmerz, Bewegungseinschränkung und Belastungsangst. Wenn du in allen Bereichen Übungen machst, benutzt du drei Exemplare des Formulars und kennzeichnest sie durch die passenden Einträge in der ersten Zeile.

Das Protokoll ist für einen Zeitraum von sieben Tagen à drei Messzeitpunkte morgens (M1), mittags (M2) und abends (M3) bestimmt, in die du die Werte der Selbsteinschätzung einträgst, z. B. der Belastungsangst oder Schmerzintensität. Je nach Übungsprogramm variiert die empfohlene Durchführungshäufigkeit. Jedes Mal, wenn du ein Übungsprogramm durchführst, trägst du das Ergebnis der Selbsteinschätzung in einen der Messzeitpunkte ein. Es gibt z. B. Übungsprogramme, die du täglich zweimal durchführen sollst, sodass du pro Tag zwei Spalten (in diesem Fall M1 und M2) ausfüllst und eine Spalte leer bleibt. Falls du aus irgendeinem Grund den täglichen Rhythmus nicht umsetzen kannst, trägst du in die Spalten an diesem Tag nichts ein.

Die Ziffer „0" bedeutet immer „Ergebnis der Selbsteinschätzung vor dem Übungsprogramm" und der Buchstabe „X" bezieht sich auf das Ergebnis der Selbsteinschätzung nach den Übungen. Wenn du nach einer Woche die eingetragenen Zeichen 0 bzw. X mit jeweils einer Linie verbindest, erhältst du zwei Kurven. Diese Kurven zeigen dir dann, in welche Richtung sich deine Beschwerdeintensitäten entwickeln: entweder in Richtung null (= keine Beschwerden) oder in Richtung 10 (maximale Beschwerden).

Für das Dokumentieren deiner Selbsteinschätzungen bei Bewegungseinschränkungen und Belastungsängsten trägst du zusätzlich ein, welches Bewegungsmuster getestet wird, z. B. Umdrehen beim Gehen (Rotation). Du brauchst immer nur das eine Bewegungsmuster zur Selbsteinschätzung durchführen, das zu Anfang die Programmwahl bestimmt hat, nicht mehrere! Das Formular kannst du über den QR-Code auf S. 202 herunterladen und ausdrucken.

☐ Schmerz ☐ Einschränkung ☐ Belastungsangst: ____________ begonnen am: ________

Niveau 0–10	1. Tag			2. Tag			3. Tag			4. Tag			5. Tag			6. Tag			7. Tag		
	M1	M2	M3	M1	M2	M3	M1	M2	M3	M1	M2	M3	M1	M2	M3	M1	M2	M3	M1	M2	M3
0																					
1																					
2																					
3																					
4																					
5																					
6																					
7																					
8																					
9																					
10																					

Abb. 8 Blankoformular, um den Verlauf deiner Kniebeschwerden sichtbar zu machen

☒ Schmerz ☐ Einschränkung ☐ Belastungsangst: *Schmerz in Ruhe* begonnen am: *1.11.*

Niveau 0–10	1. Tag			2. Tag			3. Tag			4. Tag			5. Tag			6. Tag			7. Tag		
	M1	M2	M3	M1	M2	M3	M1	M2	M3	M1	M2	M3	M1	M2	M3	M1	M2	M3	M1	M2	M3
0																					X
1														X			X	0 X	0 X	X	0
2	0										0	X	0 X	0	X	X	0			0	
3				0	X	0 X			X	0	X	0			0	0					
4	X	0	0 X	X	0		X	0 X	0	X											
5		X					0														
6																					
7																					
8																					
9																					
10																					

Abb. 9 Anwendungsbeispiel des Verlaufsprotokolls bei „Schmerzen". Das entsprechende Programm „Schmerzprogramm A" und die Selbsteinschätzung wurden dreimal täglich durchgeführt.

☐ Schmerz ☐ Einschränkung ☒ Belastungsangst: *Angst vor der Knierotation* begonnen am: *1.11.*

Niveau 0–10	1. Tag			2. Tag			3. Tag			4. Tag			5. Tag			6. Tag			7. Tag		
	M1	M2	M3	M1	M2	M3	M1	M2	M3	M1	M2	M3	M1	M2	M3	M1	M2	M3	M1	M2	M3
0																					
1																			X		
2														X					0		
3														0							
4	0																				
5							0														
6	X						X														
7																					
8																					
9																					
10																					

Abb. 10 Anwendungsbeispiel des Verlaufsprotokolls bei „Angst vor Belastung". Das entsprechende Programm „Verhaltensprogramm B" und die Selbsteinschätzung wurden jeden zweiten Tag durchgeführt.

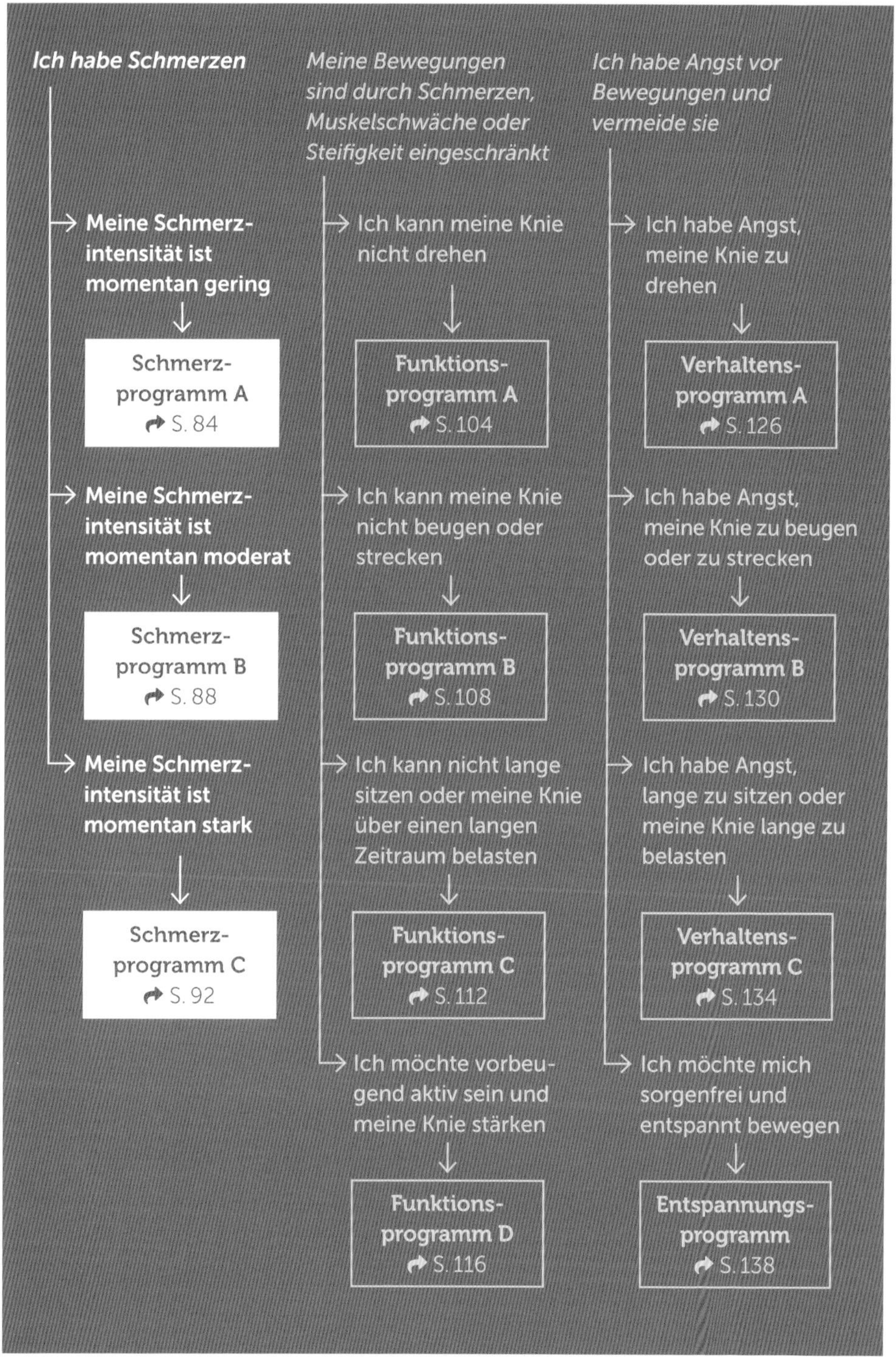

Ich habe Schmerzen

- **Meine Schmerzintensität ist momentan gering**
  ↓
  Schmerzprogramm A → S. 84
- **Meine Schmerzintensität ist momentan moderat**
  ↓
  Schmerzprogramm B → S. 88
- **Meine Schmerzintensität ist momentan stark**
  ↓
  Schmerzprogramm C → S. 92

Meine Bewegungen sind durch Schmerzen, Muskelschwäche oder Steifigkeit eingeschränkt

- Ich kann meine Knie nicht drehen
  ↓
  Funktionsprogramm A → S. 104
- Ich kann meine Knie nicht beugen oder strecken
  ↓
  Funktionsprogramm B → S. 108
- Ich kann nicht lange sitzen oder meine Knie über einen langen Zeitraum belasten
  ↓
  Funktionsprogramm C → S. 112
- Ich möchte vorbeugend aktiv sein und meine Knie stärken
  ↓
  Funktionsprogramm D → S. 116

Ich habe Angst vor Bewegungen und vermeide sie

- Ich habe Angst, meine Knie zu drehen
  ↓
  Verhaltensprogramm A → S. 126
- Ich habe Angst, meine Knie zu beugen oder zu strecken
  ↓
  Verhaltensprogramm B → S. 130
- Ich habe Angst, lange zu sitzen oder meine Knie lange zu belasten
  ↓
  Verhaltensprogramm C → S. 134
- Ich möchte mich sorgenfrei und entspannt bewegen
  ↓
  Entspannungsprogramm → S. 138

Das Schmerzprogramm

Schmerz ist der am meisten einschränkende Faktor im Zusammenhang mit deinen Kniebeschwerden. Noch einmal: Zu beachten gilt, dass der Schmerz bei Kniebeschwerden meist nicht auf Gefahrenzeichen hinweist, sondern auf eine akute Überlastung und Fehlsteuerungen des Nervensystems. Diese Erkenntnis ist wichtig, damit du lernst, deine Schmerzen mit Bewegung zu bekämpfen. Die Schwerpunkte der Übungen des Schmerzprogramms beziehen sich auf die Bewegungskontrolle, Bewegungsansteuerung und auf die Stoffwechselaktivierung. Hinzu kommt dabei die Entwicklung von Selbstvertrauen hin zur Belastbarkeit.

Noch etwas zu den Übungen

Wir haben die Programme getestet – und zwar an den Menschen, die wir täglich behandeln. Unsere Patienten versichern, dass ihnen diese Programme geholfen haben.

Da Schmerz immer eine subjektive Erfahrung ist, muss dieser auch individuell therapiert werden. Um deiner individuellen Situation ein passendes Programm zuordnen und deine Erfolge messen zu können, benötigst du zu Beginn immer eine entsprechende Selbsteinschätzung [➦S. 70]. Je nach deiner Selbsteinschätzung wählst du eines der drei Schmerzprogramme (A, B, C). Die Einteilung erfolgt dabei nach deiner Beschwerdeintensität.

Die Übungsprogramme sind so gestaltet, dass sie eine positive neurophysiologische Wirkung auf dich ausüben. Vereinfacht gesagt: Du lernst, dass du mithilfe der Übungen deine Schmerzerfahrung positiv verändern kannst. Nach und nach wird der Unterschied zwischen vorher und nachher immer deutlicher werden. Du musst aber auch berücksichtigen, dass Schmerzen eine sehr langwierige Sache sein können. Dann brauchst du einfach mehr Geduld – und zwar um so mehr, je länger deine Schmerzen bisher andauerten. Trage ins Verlaufsprotokoll [➦S. 77] immer deine Schmerzintensität vor und nach der Durchführung des Übungsprogramms ein. Nur so wirst du das volle Potenzial des Schmerzprogramms für dich nutzen können.

⚠ Warnhinweis

Sollten sich deine Schmerzen (Beschwerden) deutlich verschlechtern, d. h. bis auf Stufe 8 oder mehr zunehmen, so schaue dir noch einmal die Warnzeichen an [➦S. 43]. Bitte zögere dann nicht, umgehend ärztliche Hilfe in Anspruch zu nehmen. Manchmal ist die Situation doch komplexer als zunächst angenommen.

Bestimmung des IST-Zustands

- → Führe zunächst die Selbsteinschätzung durch.
- → Richte deine Selbsteinschätzung auf deine **momentane** Knieschmerzintensität, die du damit beurteilst.
- → Definiere deine Schmerzintensität mit einer für dich zutreffenden Zahl zwischen **0** (kein Schmerz) und **10** (maximal vorstellbarer Schmerz) auf der bereits bekannten Intensitätsskala [➦S. 71].
- → Zur Protokollierung deiner Selbsteinschätzung und um deine Schmerzentwicklung später besser überprüfen zu können, trägst du den Wert in dein Verlaufsprotokoll ein [➦S. 77].

Auswahl deines individuellen Schmerzprogramms

Auf der Basis deiner Selbsteinschätzung wählst du dein Programm aus und machst dich mit den dort empfohlenen Übungen vertraut.

Schmerzskala (0–10)	Schmerz-intensität	Schmerz-programm	Seite
0–2	gering	Programm A	84
3–5	mittelschwer	Programm B	88
≥ 6	hoch	Programm C	92

Tab. 4 Programmauswahl bei Schmerzen.

Schmerzprogramm A

Geringe Schmerzintensität (Stufe 1–2)

Eine geringe Schmerzintensität (Stufe 1–2) braucht vor allem eine kurzfristige Beruhigung und Entspannung. Der Fokus von Schmerzprogramm A liegt auf der Reduktion der individuellen, auslösenden Faktoren, wie z. B. der mechanischen Überlastung durch tiefe Kniebeugen wie beim Hocken. Auch soll damit die Entstehung von intensiveren und länger anhaltenden Schmerzen vermieden werden.

→ Führe zuerst die Selbsteinschätzung durch [➦S. 82].

→ Pro Bewegungsrichtung bei den Übungen brauchst du eine Sekunde, z. B. Beugen = 1 Sek., Aufrichten = 1 Sek. Allerdings weichen die Dehnübungen von dieser Zeitangabe ab. Du findest die entsprechende Übungsbeschreibung auf dem Programmblatt [➦S. 86] oder im Kapitel „Die Übungen" [➦S. 143].

→ Beginne mit Übung 2, wiederhole sie so oft wie angegeben, beende sie und starte dann mit der nächsten Übung (Nr. 3).

→ Erst wenn du alle 4 Übungen gemacht hast, wiederholst du das gesamte Schmerzprogramm A ein weiteres Mal.

→ Führe nach Abschluss des 2. Durchgangs erneut die Selbsteinschätzung durch.

→ Dokumentiere deine Selbsteinschätzung im Verlaufsprotokoll [➦S. 77].

→ Wende das gesamte Programm zwei- bis dreimal täglich an, z. B. morgens, mittags und abends.

→ Führe das Schmerzprogramm A mindestens so lange durch, bis deine Schmerzintensität auf unter 2 in Richtung null gesunken ist.

ZEITBEDARF

8 Minuten

HÄUFIGKEIT

2–3 mal täglich

(z. B. morgens, mittags und/oder abends)

DAUER PRO BEWEGUNGSRICHTUNG

1 Sekunde

(z. B. Beugen = 1 Sek., Aufrichten = 1 Sek.)

WIEDERHOLUNGEN

2 Durchgänge

ZIEL SCHMERZINTENSITÄT

1 oder geringer

(wechsle dann zu einem für dich passenden Funktionsprogramm)

HINWEISE

→ Bitte schaue dir die einzelnen Übungen genau an.

→ Lies bitte sorgfältig die Hinweise und mache dich *(ganz wichtig!)* **praktisch** mit den Übungen vertraut.

→ Führe dazu die Übung ein paarmal aus, sodass sich eine gewisse Vertrautheit und Routine einstellen und du die Programmführung anhand der Icons leicht nachvollziehen kannst.

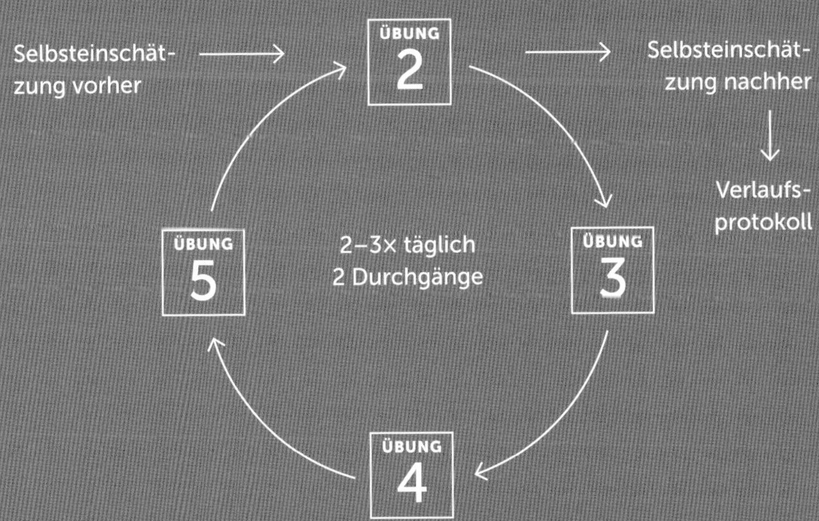

Schmerzprogramm A

Geringe Schmerzintensität (Stufe 1–2)

0 10 **Selbsteinschätzung zur Schmerzintensität vorher**

2 **Dehnung der Kniebeuger**
1-mal li/re
Halte die Dehnung für ca. 20 Sekunden und verstärke die Dehnung während der Ausatmung. Wechsle danach die Seite.

3 **Dehnung der Kniestrecker**
1-mal li/re
Halte die Dehnung für ca. 20 Sekunden und verstärke die Dehnung während der Ausatmung. Wechsle danach die Seite.

4 **Dehnung der Gesäßmuskulatur**
1-mal li/re
Halte die Dehnung für ca. 20 Sekunden und verstärke die Dehnung während der Ausatmung. Wechsle danach die Seite.

5 **Kniebeuge mit Anfersen**
10-mal
Beugen: 1 Sekunde
Aufrichten: 1 Sekunde
Anfersen: 1 Sekunde

Starte den 2. Durchgang der 4 Übungen

0 10 **Selbsteinschätzung zur Schmerzintensität nachher**

Zeitbedarf ca. 8 Minuten

[S. 150]

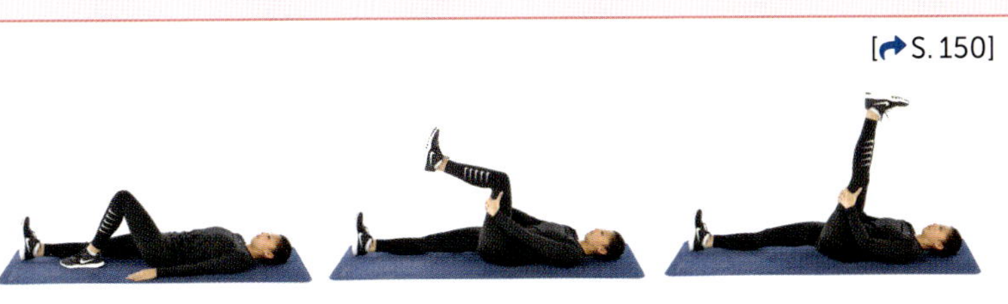

[S. 152]

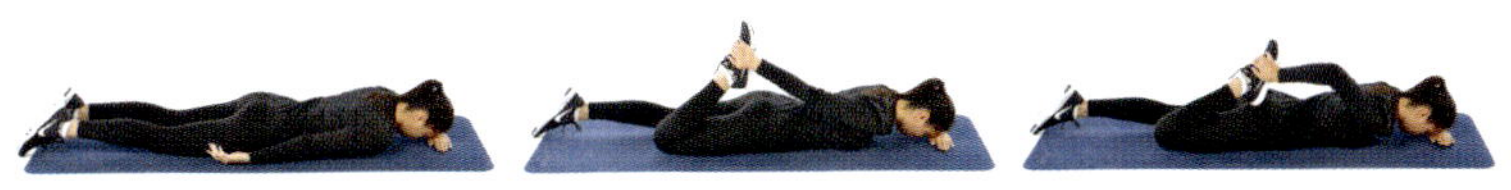

[S. 154]

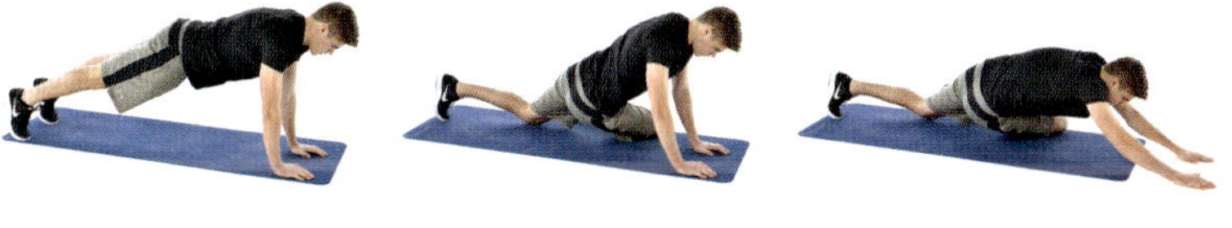

[S. 156]

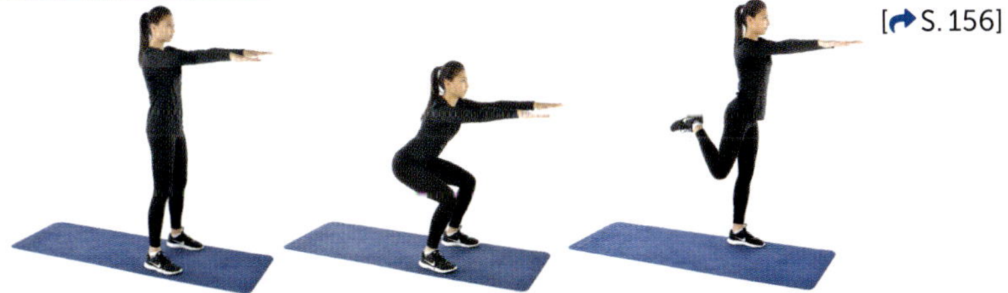

Schmerzprogramm B

Mittlere Schmerzintensität (Stufe 3–5)

Eine mittlere Schmerzintensität (Stufe 3–5) erfordert einen etwas aufwendigeren Übungsumfang. Zu den Übungen zur Beruhigung und Entspannung kommt hinzu, dass eine Grundlage für eine schmerzfreie Belastbarkeit geschaffen wird. Minimalziel dieses Programms ist es, eine weitere Verschlimmerung der Schmerzen zu verhindern.

- → Führe zuerst die Selbsteinschätzung durch [➦S. 82].
- → Pro Bewegungsrichtung bei den Übungen brauchst du in der Regel ca. 1 Sekunde, z. B. Strecken = 1 Sek., Beugen = 1 Sek. Allerdings weichen die Dehnübungen von dieser Zeitangabe ab. Du findest die entsprechende Übungsbeschreibung auf dem Programmblatt [➦S. 90] oder im Kapitel „Die Übungen" [➦S. 143].
- → Beginne mit Übung 1, wiederhole sie so oft wie angegeben, beende sie und starte dann mit der nächsten Übung (Nr. 2).
- → Erst wenn du alle 6 Übungen gemacht hast, wiederholst du das gesamte Schmerzprogramm B ein weiteres Mal.
- → Führe nach Abschluss des 2. Durchgangs erneut die Selbsteinschätzung durch.
- → Dokumentiere deine Selbsteinschätzung im Verlaufsprotokoll [➦S. 77].
- → Wende das gesamte Programm zweimal täglich an, z. B. morgens und abends.
- → Führe das Schmerzprogramm B mindestens so lange durch, bis deine Schmerzintensität auf 2 oder tiefer gesunken ist. Wenn du dies erreicht hast, kannst du zu einem für dich passenden Funktionsprogramm wechseln [➦S. 97].

ZEITBEDARF

13 Minuten

HÄUFIGKEIT

2 mal täglich

(z. B. morgens und abends)

DAUER PRO BEWEGUNGSRICHTUNG

1 Sekunde

(z. B. Strecken = 1 Sek., Beugen = 1 Sek.)

WIEDERHOLUNGEN

2 Durchgänge

ZIEL SCHMERZINTENSITÄT

2 oder geringer

(wechsle dann zu einem für dich passenden Funktionsprogramm)

HINWEISE

→ Bitte schaue dir die einzelnen Übungen genau an.
→ Lies bitte sorgfältig die Hinweise und mache dich *(ganz wichtig!)* **praktisch** mit den Übungen vertraut.
→ Führe dazu die Übung ein paarmal aus, sodass sich eine gewisse Vertrautheit und Routine einstellen und du die Programmführung anhand der Icons leicht nachvollziehen kannst.

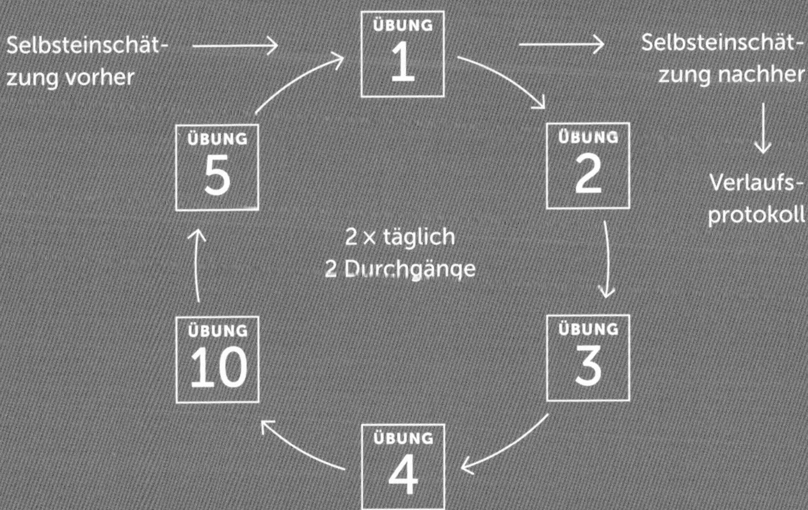

Schmerzprogramm B

Mittlere Schmerzintensität (Stufe 3–5)

0–10	**Selbsteinschätzung zur Schmerzintensität vorher**
1	**Kniestrecken** *20-mal li/re* *Strecken: 1 Sekunde* *Beugen: 1 Sekunde*
2	**Dehnung der Kniebeuger** *1-mal li/re* *Halte die Dehnung für ca. 20 Sekunden und verstärke die Dehnung während der Ausatmung. Wechsle danach die Seite.*
3	**Dehnung der Kniestrecker** *1-mal li/re* *Halte die Dehnung für ca. 20 Sekunden und verstärke die Dehnung während der Ausatmung. Wechsle danach die Seite.*
4	**Dehnung der Gesäßmuskulatur** *1-mal li/re* *Halte die Dehnung für ca. 20 Sekunden und verstärke die Dehnung während der Ausatmung. Wechsle danach die Seite.*
10	**Tiefer Sitz** *10-mal* *Absetzen: 2 Sekunde* *Aufrichten: 1 Sekunde*
5	**Kniebeuge mit Anfersen** *10-mal* *Beugen: 1 Sekunde* *Aufrichten: 1 Sekunde* *Anfersen: 1 Sekunde*
	Starte den 2. Durchgang der 6 Übungen
0–10	**Selbsteinschätzung zur Schmerzintensität nachher**

Zeitbedarf ca. 13 Minuten

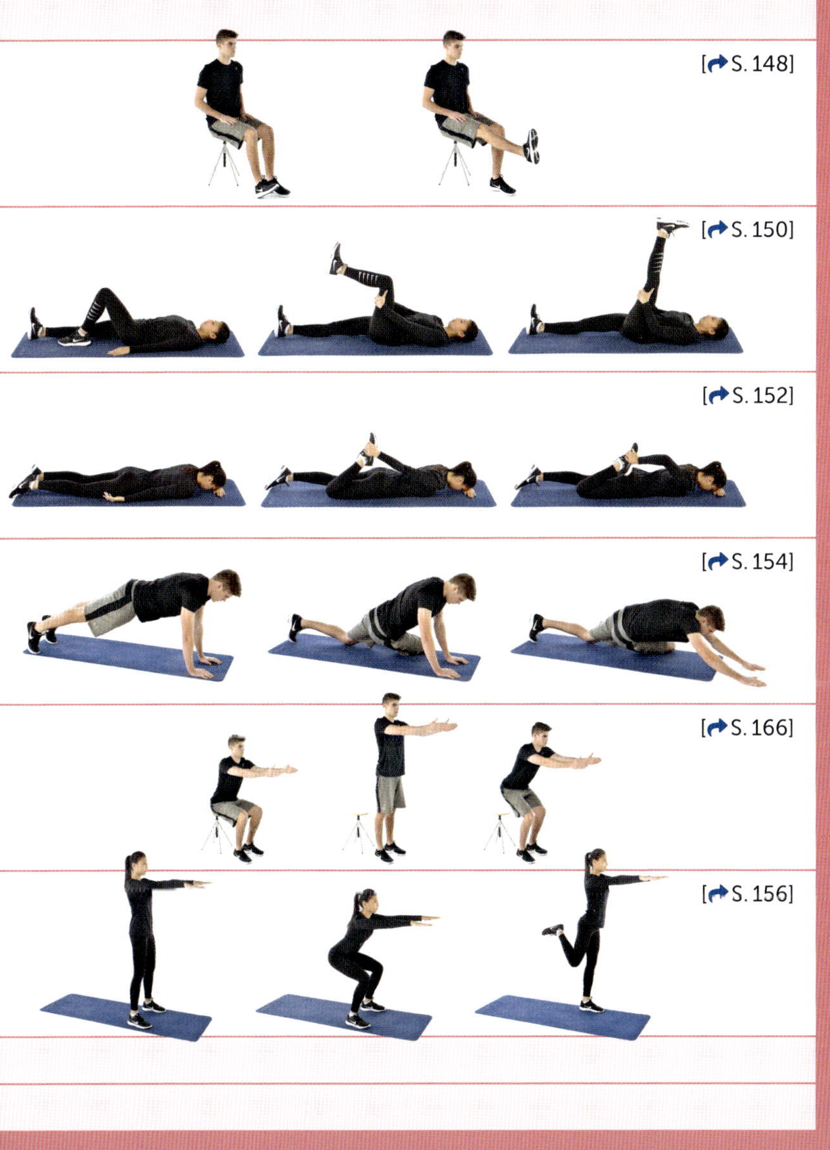

Schmerzprogramm C

Starke Schmerzintensität (Stufe 6 und mehr)

Die starke Schmerzintensität (Stufe 6 und mehr) verlangt die möglichst rasche Linderung deiner Schmerzen. Ebenfalls im Fokus steht im Schmerzprogramm C die Beruhigung deiner betroffenen Strukturen (Muskeln) und deines Nervensystems. Du benötigst eine ausreichende, aber eine nicht zu intensive Beanspruchung deiner Kniegelenke und der umliegenden Muskeln. Die regelmäßige Durchführung ist für den Erfolg entscheidend.

- Führe zuerst die Selbsteinschätzung durch [S. 82].
- Pro Bewegungsrichtung bei den Übungen brauchst du 1 Sekunde, z. B. Strecken = 1 Sek., Beugen = 1 Sek. Allerdings weichen die Dehn- und Atemtechnikübungen von dieser Zeitangabe ab. Du findest die entsprechende Übungsbeschreibung auf dem Programmblatt [S. 94] oder im Kapitel „Die Übungen“ [S. 143].
- Beginne mit Übung 1, wiederhole sie so oft wie angegeben, beende sie und starte dann mit der nächsten Übung (Nr. 2).
- Führe nach Abschluss des Durchgangs erneut die Selbsteinschätzung durch.
- Dokumentiere deine Selbsteinschätzung im Verlaufsprotokoll [S. 77].
- Wende das gesamte Programm dreimal täglich an, z. B. jeweils morgens, mittags und abends.
- Führe das Schmerzprogramm C mindestens so lange durch, bis deine Schmerzintensität auf unter 5 gesunken ist und wechsle dann zu Schmerzprogramm B.

ZEITBEDARF

8 Minuten

HÄUFIGKEIT

3 mal täglich

(z. B. morgens, mittags und abends)

DAUER PRO BEWEGUNGSRICHTUNG

1 Sekunde

(z. B. Strecken = 1 Sek., Beugen = 1 Sek.)

WIEDERHOLUNGEN

1 Durchgang

ZIEL SCHMERZINTENSITÄT

5 oder geringer

(wechsle dann zu Schmerzprogramm B)

HINWEISE

→ Bitte schaue dir die einzelnen Übungen genau an.
→ Lies bitte sorgfältig die Hinweise und mache dich *(ganz wichtig!)* **praktisch** mit den Übungen vertraut.
→ Führe dazu die Übung ein paarmal aus, sodass sich eine gewisse Vertrautheit und Routine einstellen und du die Programmführung anhand der Icons leicht nachvollziehen kannst.

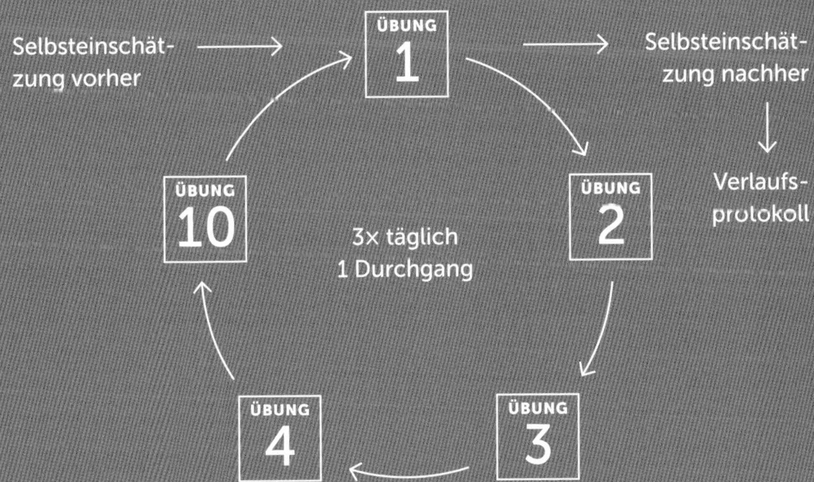

Schmerzprogramm C

Starke Schmerzintensität (Stufe 6 und mehr)

0 — 10	**Selbsteinschätzung zur Schmerzintensität vorher**
1	**Kniestrecken** *20-mal li/re* *Strecken: 1 Sekunde* *Beugen: 1 Sekunde*
2	**Dehnung der Kniebeuger** *1-mal li/re* *Halte die Dehnung für ca. 20 Sekunden und verstärke die Dehnung während der Ausatmung. Wechsle danach die Seite.*
3	**Dehnung der Kniestrecker** *1-mal li/re* *Halte die Dehnung für ca. 20 Sekunden und verstärke die Dehnung während der Ausatmung. Wechsle danach die Seite.*
4	**Dehnung der Gesäßmuskulatur** *1-mal li/re* *Halte die Dehnung für ca. 20 Sekunden und verstärke die Dehnung während der Ausatmung. Wechsle danach die Seite.*
10	**Tiefer Sitz** *10-mal* *Absetzen: 2 Sekunde* *Aufrichten: 1 Sekunde*
	Führe die Übungen *3-mal täglich* durch
0 — 10	**Selbsteinschätzung zur Schmerzintensität nachher**

Zeitbedarf ca. 8 Minuten

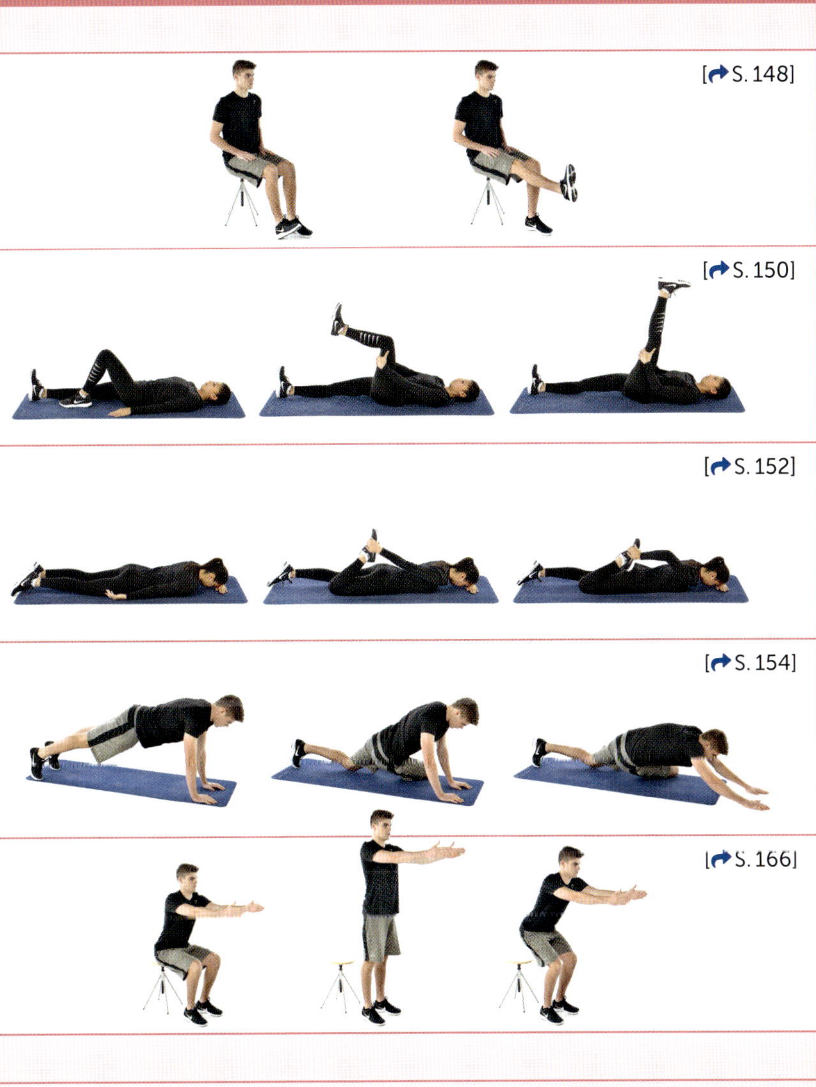

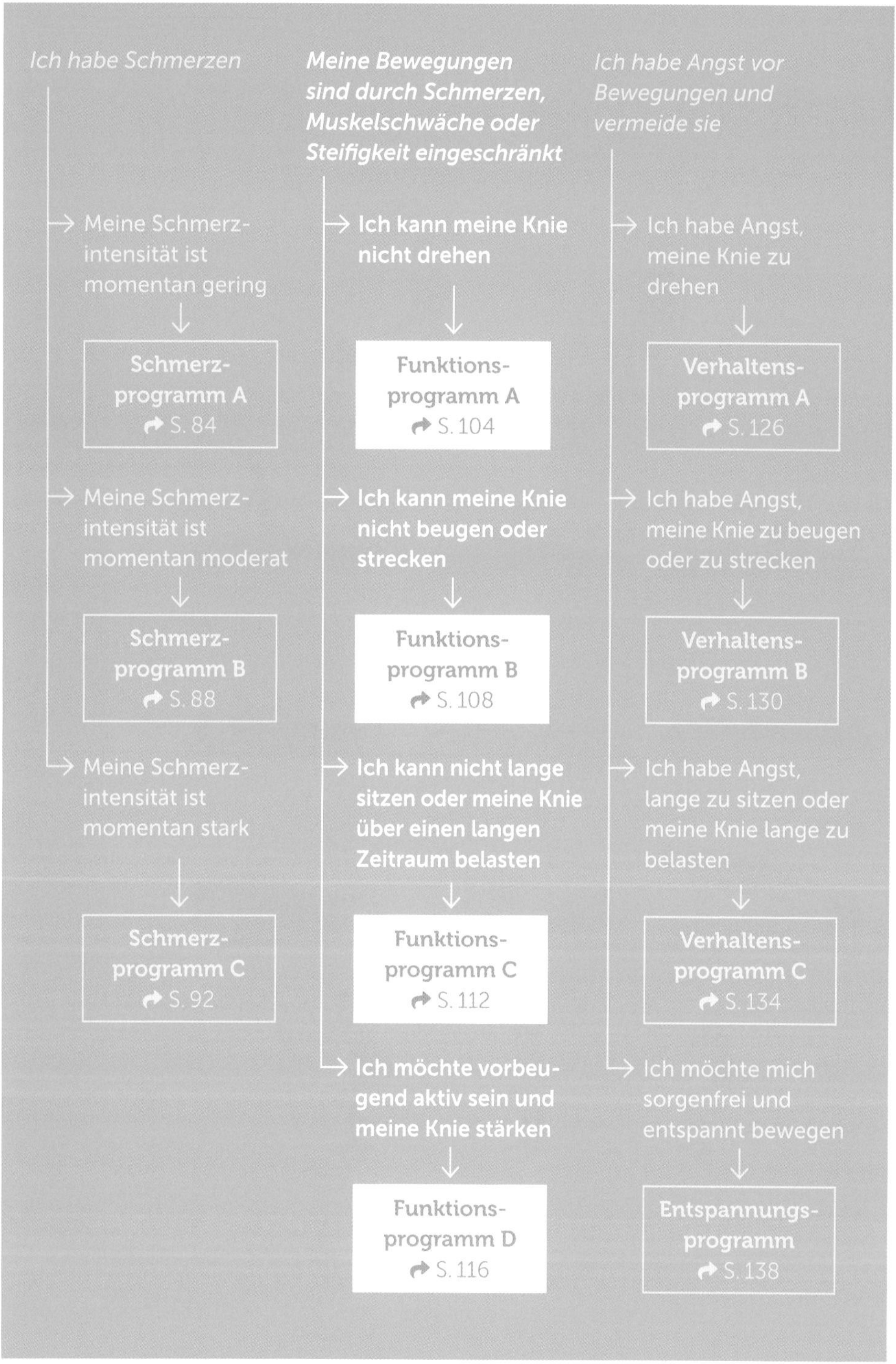

Ich habe Schmerzen

→ Meine Schmerzintensität ist momentan gering

↓

Schmerzprogramm A
➦ S. 84

→ Meine Schmerzintensität ist momentan moderat

↓

Schmerzprogramm B
➦ S. 88

→ Meine Schmerzintensität ist momentan stark

↓

Schmerzprogramm C
➦ S. 92

Meine Bewegungen sind durch Schmerzen, Muskelschwäche oder Steifigkeit eingeschränkt

→ **Ich kann meine Knie nicht drehen**

↓

Funktionsprogramm A
➦ S. 104

→ **Ich kann meine Knie nicht beugen oder strecken**

↓

Funktionsprogramm B
➦ S. 108

→ **Ich kann nicht lange sitzen oder meine Knie über einen langen Zeitraum belasten**

↓

Funktionsprogramm C
➦ S. 112

→ **Ich möchte vorbeugend aktiv sein und meine Knie stärken**

↓

Funktionsprogramm D
➦ S. 116

Ich habe Angst vor Bewegungen und vermeide sie

→ Ich habe Angst, meine Knie zu drehen

↓

Verhaltensprogramm A
➦ S. 126

→ Ich habe Angst, meine Knie zu beugen oder zu strecken

↓

Verhaltensprogramm B
➦ S. 130

→ Ich habe Angst, lange zu sitzen oder meine Knie lange zu belasten

↓

Verhaltensprogramm C
➦ S. 134

→ Ich möchte mich sorgenfrei und entspannt bewegen

↓

Entspannungsprogramm
➦ S. 138

Das Funktionsprogramm

Kraft, Beweglichkeit und Koordination – diese Komponenten bestimmen, ob dein Kniegelenk „funktioniert". Sind sie eingeschränkt, wirkt sich dies negativ auf alltägliche Bewegungsmuster aus. Du fühlst dich dann z. B. beim Treppensteigen oder beim Beugen deiner Kniegelenke zu steif oder zu schwach. Stehen für dich die Beweglichkeit und die Kraft deines Knies im Vordergrund oder sind einzelne Bewegungen schmerzhaft eingeschränkt, dann wähle das „Funktionsprogramm". Damit trainierst du dich systematisch, bis du deine volle Funktionsfähigkeit zurückerlangt hast, die du dann auch aufrechterhalten solltest, um Rückfälle zu vermeiden (Vorbeugung). Nach und nach wird der Unterschied zwischen vorher und nachher immer deutlicher. Falls du keinen Vorher-nachher-Unterschied wahrnimmst, sei nicht frustriert – und noch weniger zweifele an den Übungen. Überhaupt: Zweifele nicht an dir! Dann brauchst du einfach mehr Geduld und vielleicht nützt auch eine Informationsauffrischung zu den Funktionen des Kniegelenks [➦S. 18].

Damit du für deine individuelle Beschwerdesituation ein passendes Funktionsprogramm nutzen und deine Erfolge vergleichen kannst, benötigst du zu Beginn immer eine entsprechende Selbsteinschätzung [➦S. 70]. Je nach deiner Selbsteinschätzung wählst du eines der drei Programme (A, B, C). Die Einteilung erfolgt nach deiner Beschwerdeintensität. Wechsle zum Funktionsprogramm D „Vorbeugung", sobald du deine Einschränkungen auf 2 oder weniger reduziert hast, und erhalte dadurch deine Beschwerdefreiheit.

Bewegungsmuster

In deinem normalen Alltag führst du ständig unterschiedliche Bewegungsmuster durch, so z. B. Treppensteigen, Fahrradfahren, Richtungswechsel beim Gehen und viele mehr. Ein Bewegungsmuster ist die Kombination aus mehreren Einzelbewegungen. Eine Einzelbewegung wäre z. B. das Strecken deines Kniegelenks. Einzelbewegungen sind im Vergleich zu Bewegungsmustern im Alltag allerdings eher selten, so wäre z. B. das Strecken deines Kniegelenks Teil des Bewegungsmusters „Gehen“ oder „Treppensteigen“. Damit dir die Zuordnung deiner Beschwerden leichter fällt, haben wir einige für den Alltag typische Beispiele der Bewegungsmuster in Mustergruppen unterteilt (z. B. „Rotationsmuster“).

Rotationsmuster

Das Rotationsmuster umfasst Drehbewegungen der Beine, die im Alltag oft sehr problematisch sein können. Allerdings steht dabei meist nicht die Kraft im Vordergrund, sondern die Beweglichkeit oder die Genauigkeit einer Bewegung, z. B. Bewegungen wie:

→ **Richtungswechsel, z. B. beim Laufen um eine Kurve – Problem:** Die Beweglichkeit und Bewegungskontrolle sind bei der Rotation des Unterschenkels gegenüber dem Oberschenkel schmerzhaft oder durch die muskuläre Steifigkeit eingeschränkt.

→ **Drehen der Hüfte, z. B. beim Einladen einer Getränkekiste – Problem:** Die Drehung in der Hüfte wird von einer Drehung im Kniegelenk begleitet und stellt eine hohe Anforderung an die Bewegungskontrolle dar. Sind die Beweglichkeit und die Bewegungskontrolle des Kniegelenks eingeschränkt, führt die Rotation zu Schmerzen oder einer Kompensation durch Ausweichbewegungen, die vermeidbar wäre.

→ **Umdrehen beim Gehen – Problem:** Während des Umdrehens wird das Standbein mit dem vollen Körpergewicht belastet und im Kniegelenk rotiert. Diese Kombination ist häufig eingeschränkt. Beweglichkeit und Stabilität des Kniegelenks sind dafür notwendig.

Beuge- und Streckmuster

Das Beuge- und Streckmuster ist durch kraftaufwendige und oftmals häufig wiederkehrende Bewegungen gekennzeichnet. Unter dem Begriff „Beugen" ist sind „einfache" Kniebeugung wie beim Fahrradfahren, aber auch solche Bewegungsmuster zu verstehen, bei denen der Oberkörper zum Boden herabgesenkt wird. Oftmals werden die Kniegelenke zusätzlich zum eigenen Körpergewicht mit einer weiteren Last, z. B. einem Rucksack oder eine Getränkekiste gefordert. Unter Streckbewegungen werden Bewegungsmuster zusammengefasst, bei denen das Kniegelenk gestreckt wird, wie z. B. beim Aufstehen oder Abspringen. Beispiele hierfür sind:

- → **Treppensteigen – Problem:** Das Treppensteigen erfordert sowohl ein hohes Maß an Beweglichkeit und Kraft als auch an Koordination. Die Beanspruchung der Kniegelenksmuskulatur ist bei dieser intensiven Anforderung schmerzhaft oder auch schmerzfrei eingeschränkt.
- → **Kniebeugen, z. B. beim Hocken oder Aufheben eines Gegenstands – Problem:** Die Beweglichkeit bei der sehr weitläufigen Beugung und der anschließenden Streckung der Kniegelenke ist schmerzhaft oder auch schmerzfrei eingeschränkt. Zudem ist neben der Beweglichkeit ein hoher Kraftaufwand erforderlich, um das eigene Körpergewicht wieder aufzurichten.
- → **Aufstehen vom Stuhl – Problem:** Das Strecken der Kniegelenke erfordert viel Kraftaufwand der Oberschenkelmuskulatur und fällt vor allem nach einer längeren Ruhephase schwer.

Statik- und Ausdauermuster

Das Statik- und Ausdauermuster zeigt sich an langandauernden und oftmals intensiven Belastungen, z. B. Fahrradfahren oder Laufen, die eine statische oder repetitive Muskelbeanspruchung erfordern. Ebenfalls stellen einige Statikmuster hohe Anforderungen an die Beweglichkeit, z. B. beim Hocken während der Gartenarbeit. Beispiele sind:

- **Langes Sitzen mit angewinkelten Kniegelenken – Problem:** Das statische, bewegungsarme Verweilen in der gebeugten Kniestellung, wie es beim Sitzen am Schreibtisch der Fall ist, führt oft zu Schmerzen. Diese treten vor allem beim Aufrichten nach langen Sitzphasen auf. Im englischsprachigen Raum gibt es sogar einen eigenständigen Begriff für diese Problematik (Cinema Knee).
- **Fahrradfahren – Problem:** Nach einiger Zeit auf dem Fahrrad verlässt dich die Kraft in der knieumgebenden Oberschenkelmuskulatur. Insbesondere ist das Fahrradfahren auf bergigen Strecken oder in hohen Gängen erschöpfend.
- **Joggen – Problem:** Die Muskeln oder Sehnen werden durch die langanhaltende, immer wiederkehrende Stoßbelastung stark beansprucht und ein hohes Maß an Kraft ist erforderlich. Die muskuläre Schwäche oder Schmerzen zwingen zum frühzeitigen Abbruch.

Bestimmung des IST-Zustands und Auswahl deines Funktionsprogramms

- Führe zunächst die Selbsteinschätzung durch [➦S. 70], indem du für deine Einschränkungen bei den neun Bewegungsmustern das Niveau beurteilst.
- Wenn du die reale Situation dazu nicht zur Verfügung hast, können die Muster auch in einem „Als-ob-Bewegungsablauf“

getestet werden. Achte dann bitte auf ein möglichst „naturgetreues" Abbild.

- Richte deine Selbsteinschätzung auf deine **momentane** Bewegungseinschränkung (z. B. Steifigkeit, Schwäche, Schmerz während der Bewegung).
- Definiere deine Einschränkungsintensität mit einer für dich zutreffenden Zahl zwischen **0** (keine Steifigkeit, Schwäche oder Schmerz) und **10** (maximale Steifigkeit, Schwäche oder Schmerz).
- Das Bewegungsmuster mit dem höchsten Beschwerdeniveau ist für die Auswahl des für dich passenden Funktionsprogramms maßgebend [Tab. 5, S. 102] – entweder Funktionsprogramm A (Rotation), B (Beugen und Strecken), oder C (Statik und Ausdauer). Das Funktionsprogramm D dient dann nachrangig der Vorbeugung.
- Um den Verlauf deiner Beschwerden und den Trainingserfolg später besser überprüfen zu können, trägst du deine Selbsteinschätzung in das Verlaufsprotokoll ein [S. 77].

Erste Selbsteinschätzung der Kniefunktionalität für die Programmauswahl

Du empfindest z. B. Einschränkungen (Steifigkeit oder Schwäche) bei tiefen Kniebeugen, z. B. beim Zubinden der Schuhe und anschließenden Aufrichten, und definierst diese Einschränkung mit einer **7** (Beuge- und Streckmuster). Dazu kommt ein Instabilitätsgefühl in deinem Kniegelenk, wenn du zügig um eine Kurve läufst, sodass die Bewegung eingeschränkt ist und du diese mit **4** definierst (Rotationsmuster). Außerdem treten ein Schwächegefühl und Schmerzen bei langandauernder Beanspruchung deiner Kniegelenke auf, wie z. B. beim Fahrradfahren, die du mit Stufe **3** bezifferst (Statik- und Ausdauermuster).

Rotationsmuster	0–10
Richtungswechsel, z. B. beim Laufen um eine Kurve, beim Fuß- oder Basketball	4
Drehen der Hüfte, z. B. beim Einladen einer Getränkekiste	
Umdrehen beim Gehen	
Beuge- und Streckmuster	**0–10**
Aufstehen vom Stuhl	
Treppensteigen	
Kniebeugen, z. B. beim Aufheben eines Gegenstands	7
Statik- und Ausdauermuster	**0–10**
Langes Sitzen mit angewinkelten Kniegelenken, z. B. am Schreibtischarbeitsplatz	
Fahrradfahren über größere Distanz	3
Lange Gehstrecken oder Joggen	

Tab. 5 Patientenbeispiel zur Selbsteinschätzung der Funktionseinschränkung. Die eingeschränkte Bewegung des Kniegelenks wird anhand von Bewegungsmustern in drei Mustergruppen erfasst.

Somit musst du dich für Funktionsprogramm B entscheiden, das genau zur Therapie dieser vorrangigen Einschränkung (Beugen und Strecken) entwickelt wurde, d. h., die höchste Ziffer, die du bei deiner ersten Selbsteinschätzung vergibst, bestimmt die Programmwahl. Bei der Selbsteinschätzung im Trainingsverlauf, die du vor und nach jeder Durchführung des Übungsprogramms aufschreibst, überprüfst du dann immer nur genau das Bewegungsmuster, das auch die Programmwahl bestimmt hat – in diesem Fall die tiefe Kniebeuge beim Zubinden der Schuhe.

Warnhinweis

Sollten sich deine Beschwerden (Steifigkeit, Schwäche) deutlich verschlechtern (Zunahme bis auf Stufe 8 oder mehr, siehe Warnzeichen S. 43), dann zögere nicht, umgehend ärztliche Hilfe in Anspruch zu nehmen. Manchmal sind Dinge doch komplizierter.

Noch etwas zu den Übungen

Wir haben die Programme getestet – und zwar an den Menschen, die wir täglich behandeln. Unsere Patienten versichern, dass ihnen diese Programme geholfen haben.

Funktionsprogramm A – Rotation

Das Funktionsprogramm A ermöglicht dir, deine Funktionseinschränkungen bei Rotationsbewegungen, wie z. B. beim Richtungswechsel während des Laufens, zu verbessern. Steifigkeit soll reduziert und deine Kraft gestärkt werden, damit du dein Kniegelenk beim Rotieren stabilisieren und die Bewegung wieder beschwerdefrei ausführen kannst.

- Führe zuerst die Selbsteinschätzung für das Rotationsmuster durch, das dir die meisten Beschwerden verursacht hat, z. B. der Richtungswechsel beim Gehen oder Laufen. Wenn du die reale Situation dazu nicht zur Verfügung hast, können die Bewegungsmuster auch in einem Als-ob-Bewegungsablauf getestet werden. Achte dann bitte auf ein möglichst „naturgetreues" Abbild [S. 102].
- Pro Bewegungsrichtung bei den Übungen brauchst du eine oder zwei Sekunden, z. B. Aufrichten = 1 Sek., Kreisen gegen den Uhrzeigersinn = 2 Sek.
- Beginne mit Übung 6, wiederhole sie so oft wie angegeben, beende sie und starte dann mit der nächsten Übung (Nr. 7).
- Erst wenn du alle 4 Übungen gemacht hast, wiederholst du das gesamte Funktionsprogramm A ein weiteres Mal.
- Führe nach Abschluss des 2. Durchgangs erneut die Selbsteinschätzung durch und dokumentiere sie [S. 77].
- Wende das gesamte Programm jeden zweiten Tag einmal an.
- Führe das Funktionsprogramm A mindestens so lange durch, bis deine Funktionseinschränkung auf 2 oder weniger gesunken ist. Wechsle danach zum Funktionsprogramm D [S. 116].

ZEITBEDARF

10 Minuten

HÄUFIGKEIT

alle **2** Tage

(z. B. morgens, mittags oder abends)

DAUER PRO BEWEGUNGSRICHTUNG

1–2 Sekunden

(z. B. Aufrichten = 1 Sek., Kreisen gegen den Uhrzeigersinn = 2 Sek.)

WIEDERHOLUNGEN

2 Durchgänge

ZIEL BESCHWERDEINTENSITÄT

2 oder geringer

(wechsle danach zum Funktionsprogramm D)

HINWEISE

- → Bitte schaue dir die einzelnen Übungen genau an.
- → Lies bitte sorgfältig die Hinweise und mache dich *(ganz wichtig!)* **praktisch** mit den Übungen vertraut.
- → Führe dazu die Übung ein paarmal aus, sodass sich eine gewisse Vertrautheit und Routine einstellen und du die Programmführung anhand der Icons leicht nachvollziehen kannst.

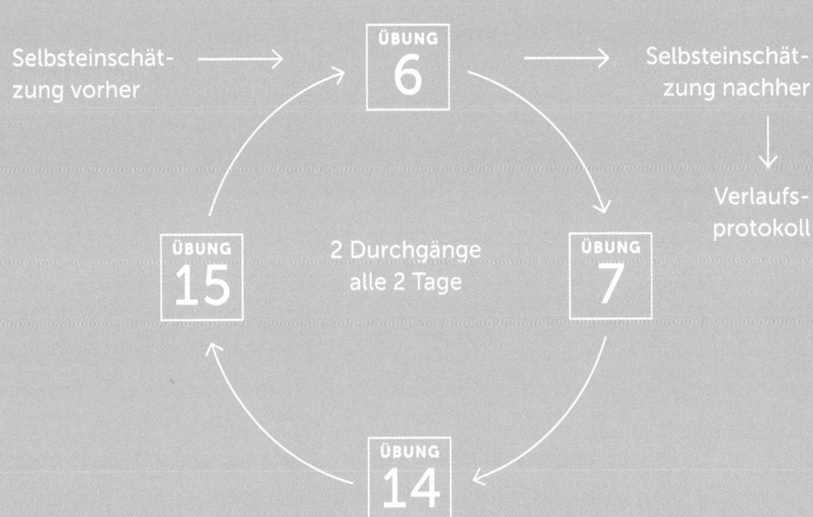

Funktionsprogramm A

Rotation

0–10	**Selbsteinschätzung zur Bewegungseinschränkung vorher**
6	**Unterschenkeldrehen** *10-mal li/re* *Kreisen im Uhrzeigersinn: 2 Sekunden* *Kreisen gegen den Uhrzeigersinn: 2 Sekunden*
7	**Twists** *10-mal li/re* *Beckenschwung nach links: 1 Sekunde* *Beckenschwung nach rechts: 1 Sekunde*
14	**Gekreuzter Ausfallschritt** *10-mal li/re* *Kreuzschritt: 2 Sekunden* *Aufrichten: 1 Sekunde*
15	**Kombinierter Ausfallschritt** *10-mal li/re* *Seitwärtsschritt: 2 Sekunden* *Kreuzschritt: 2 Sekunden*
	Starte den 2. Durchgang der 4 Übungen
0–10	**Selbsteinschätzung zur Bewegungseinschränkung nachher**

Zeitbedarf ca. 10 Minuten

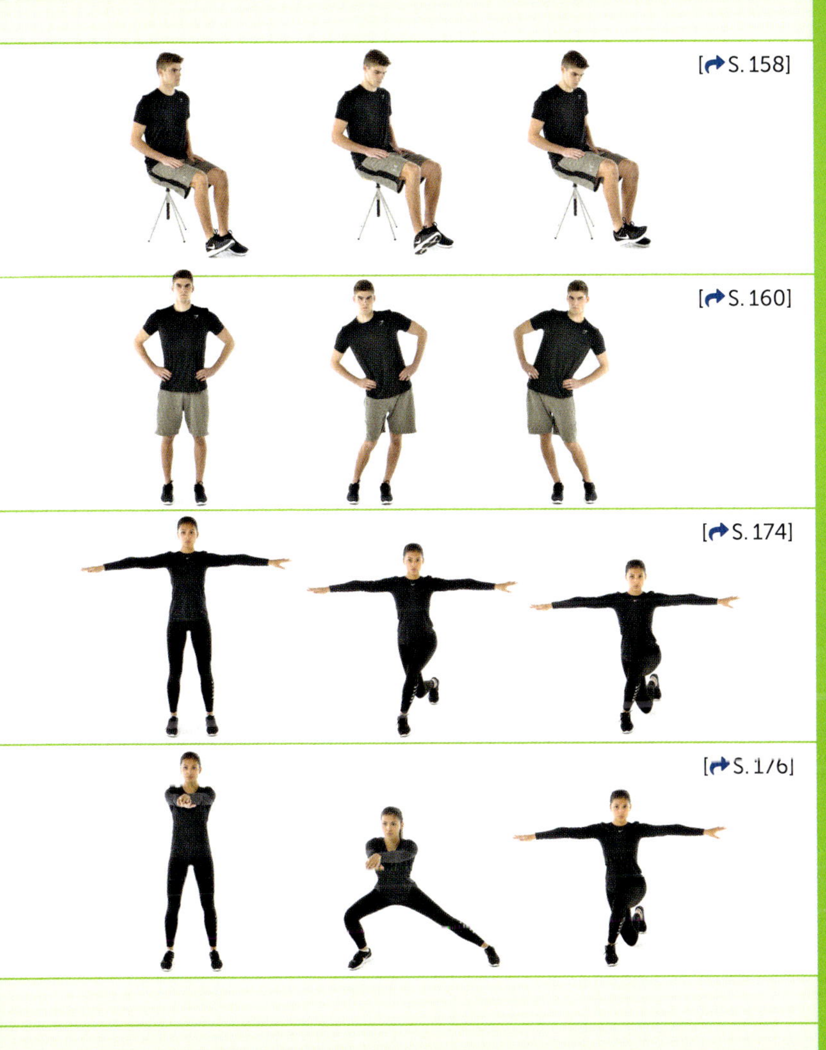

Funktionsprogramm B – Beugen und Strecken

Das Funktionsprogramm B reduziert deine Funktionseinschränkungen bei Beuge- und Streckbewegungen des Kniegelenks. Hierzu zählen alltägliche Bewegungsmuster wie z. B. das Treppensteigen, das Aufstehen vom Stuhl oder die tiefen Kniebeugen beim Zubinden der Schuhe. Im Vordergrund stehen die Reduktion deiner Steifigkeit und die Verbesserung deiner Kraft.

- Führe zuerst die Selbsteinschätzung für das Beuge- und Streckmuster durch, das dir die meisten Beschwerden verursacht hat, z. B. das Treppensteigen. Wenn du die reale Situation dazu nicht zur Verfügung hast, können die Bewegungsmuster auch in einem Als-ob-Bewegungsablauf getestet werden. Achte dann bitte auf ein möglichst „naturgetreues" Abbild [➦S. 102].
- Pro Bewegungsrichtung bei den Übungen brauchst du eine bis zwei Sekunden, z. B. Absetzen = 2 Sek., Aufrichten = 1 Sek.
- Beginne mit Übung 10, wiederhole sie so oft wie angegeben, beende sie und starte dann mit der nächsten Übung (Nr. 8).
- Erst wenn du alle 6 Übungen gemacht hast, wiederholst du das gesamte Funktionsprogramm B ein weiteres Mal.
- Führe nach Abschluss des 2. Durchgangs erneut die Selbsteinschätzung durch.
- Dokumentiere deine Selbsteinschätzung [➦S. 77].
- Wende das gesamte Programm jeden zweiten Tag einmal an.
- Führe das Funktionsprogramm B mindestens so lange durch, bis deine Funktionseinschränkung beim Beugen und Strecken deiner Kniegelenke auf 2 oder weniger gesunken ist. Wechsle danach zum Funktionsprogramm D [➦S. 116].

ZEITBEDARF

12 Minuten

HÄUFIGKEIT

alle **2** Tage

(z. B. morgens, mittags oder abends)

DAUER PRO BEWEGUNGSRICHTUNG

1–2 Sekunden

(z. B. Absetzen = 2 Sek., Aufrichten = 1 Sek.)

WIEDERHOLUNGEN

2 Durchgänge

ZIEL BESCHWERDEINTENSITÄT

2 oder geringer

(wechsle danach zum Funktionsprogramm D)

HINWEISE

→ Bitte schaue dir die einzelnen Übungen genau an.
→ Lies bitte sorgfältig die Hinweise und mache dich *(ganz wichtig!)* **praktisch** mit den Übungen vertraut.
→ Führe dazu die Übung ein paarmal aus, sodass sich eine gewisse Vertrautheit und Routine einstellen und du die Programmführung anhand der Icons leicht nachvollziehen kannst.

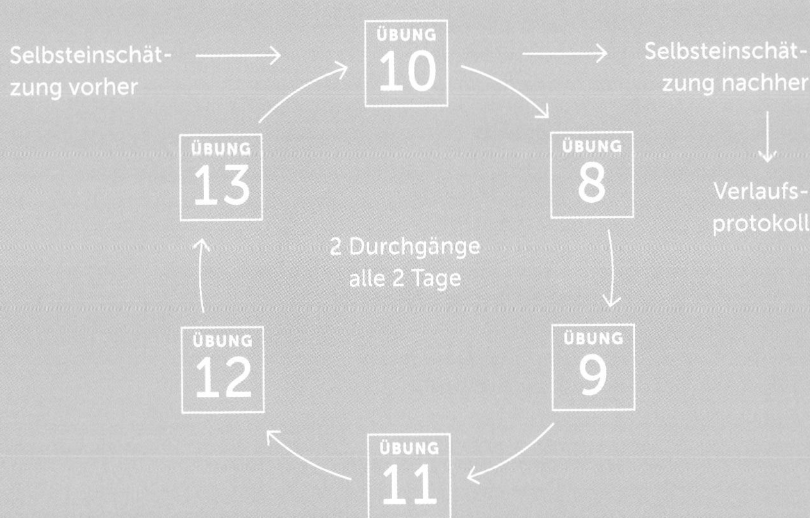

Funktionsprogramm B

Beugen/Strecken

0–10	**Selbsteinschätzung zur Bewegungseinschränkung vorher**
10	**Tiefer Sitz** *10-mal* *Absetzen: 2 Sekunden* *Aufrichten: 1 Sekunde*
8	**Brücke** *10-mal* *Anheben: 1 Sekunde* *Absenken: 1 Sekunde*
9	**Einbeinige Brücke** *5-mal li/re* *Anheben: 1 Sekunde* *Absenken: 1 Sekunde*
11	**Klassische Kniebeuge** *12-mal* *Absenken: 1 Sekunde* *Aufrichten: 1 Sekunde*
12	**Ausfallschritt** *6-mal li/re* *Absenken: 2 Sekunden* *Aufrichten: 1 Sekunde*
13	**Seitlicher Ausfallschritt** *6-mal li/re* *Absenken: 2 Sekunden* *Aufrichten: 1 Sekunde*
	Starte den 2. Durchgang der 6 Übungen
0–10	**Selbsteinschätzung zur Bewegungseinschränkung nachher**

Zeitbedarf ca. 12 Minuten

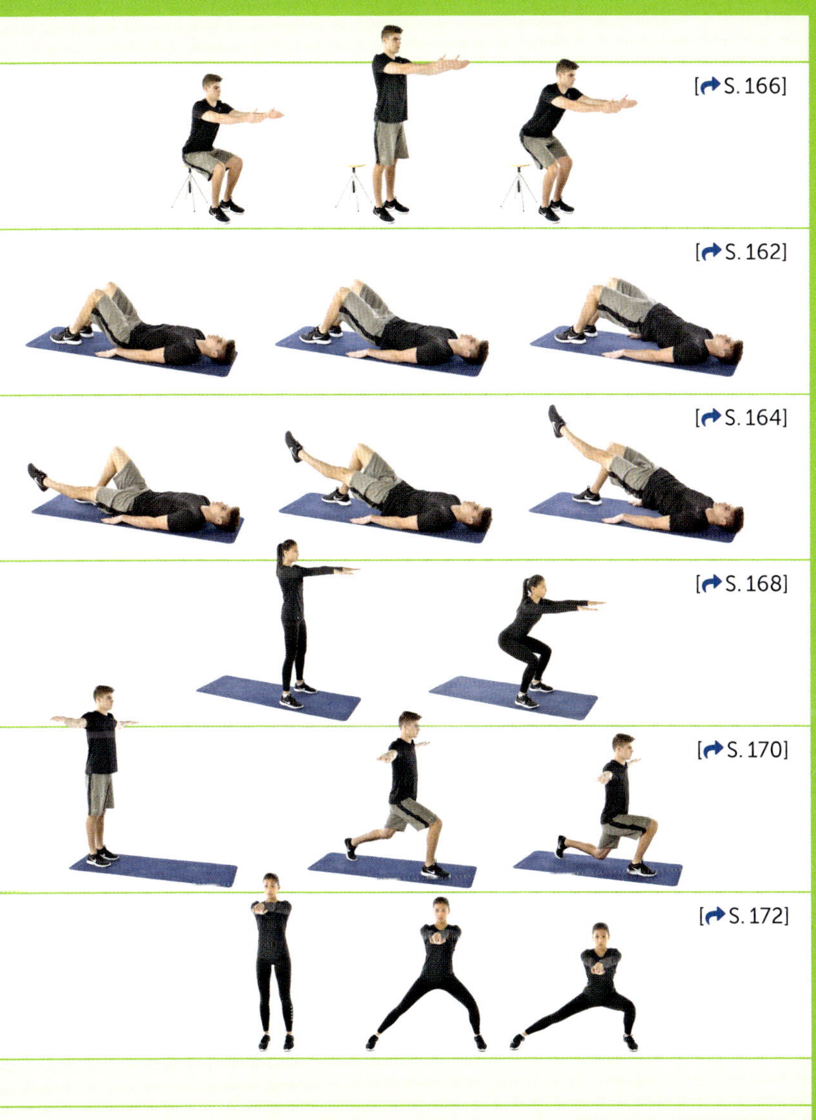

[➦S. 166]

[➦S. 162]

[➦S. 164]

[➦S. 168]

[➦S. 170]

[➦S. 172]

Funktionsprogramm C – Statik und Ausdauer

Das Funktionsprogramm C hilft dir, deine Funktionseinschränkungen bei Statik- und Ausdauerbelastungen zu lindern. Hierzu zählen alltägliche Beanspruchungen, wie z. B. Gartenarbeit in hockender Position, Fahrradfahren oder Joggen. Deine Ausdauer- und statische Kraftfähigkeit werden verbessert.

- Führe zuerst die Selbsteinschätzung für das Statik- und Ausdauermuster durch, das dir die meisten Beschwerden verursacht hat, ggf. in einem Als-ob-Bewegungsablauf oder indem du deine letzte konkrete Situation im Tagesgeschehen wie z. B. das Hocken bei der Gartenarbeit heranziehst [➦S. 102].
- Bei den Holdings hältst du eine Körperposition für längere Zeit. Die Holding-Durchgänge führst du bitte entsprechend der Beschreibung durch.
- Beginne mit Übung 9 (falls diese schwerfällt, beginne alternativ mit Übung 8), wiederhole sie so oft wie angegeben, beende sie und starte dann mit der nächsten Übung (Nr. 11).
- Erst wenn du alle 5 Übungen gemacht hast, wiederholst du das gesamte Funktionsprogramm C ein weiteres Mal.
- Führe nach Abschluss des 2. Durchgangs erneut die Selbsteinschätzung durch.
- Dokumentiere deine Selbsteinschätzung [➦S. 77].
- Wende das gesamte Programm jeden zweiten Tag einmal an, z. B. morgens, mittags oder abends.
- Führe das Funktionsprogramm C mindestens so lange durch, bis deine Funktionseinschränkung auf 2 oder weniger gesunken ist. Wechsle danach zum Funktionsprogramm D [➦S. 116].

ZEITBEDARF

16 Minuten

HÄUFIGKEIT

alle 2 Tage

(z. B. morgens, mittags oder abends)

DAUER PRO BEWEGUNGSRICHTUNG

1–2 Sekunden

(z. B. Absenken = 2 Sek., Aufrichten = 1 Sek.)

WIEDERHOLUNGEN

2 Durchgänge

ZIEL BESCHWERDEINTENSITÄT

2 oder geringer

(wechsle danach zum Funktionsprogramm D)

HINWEISE

→ Bitte schaue dir die einzelnen Übungen genau an.
→ Lies bitte sorgfältig die Hinweise und mache dich *(ganz wichtig!)* **praktisch** mit den Übungen vertraut.
→ Führe dazu die Übung ein paarmal aus, sodass sich eine gewisse Vertrautheit und Routine einstellen und du die Programmführung anhand der Icons leicht nachvollziehen kannst.

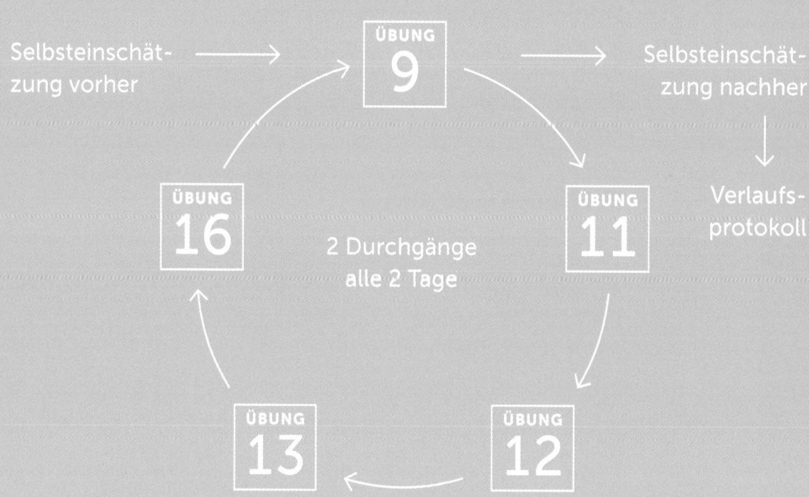

Funktionsprogramm C

Statik / Ausdauer

0–10	**Selbsteinschätzung zur Bewegungseinschränkung vorher**
9	**Einbeinige Brücke (Holding)** *2-mal li/re* *Anheben: 1 Sekunde, jeweils 20 Sekunden in oberster Beckenposition halten* *Absenken: 1 Sekunde* *(oder Übung 8 „Brücke," ➜ S. 162)*
11	**Klassische Kniebeuge (Holding)** *1-mal* *Absenken: 1 Sekunde, jeweils 20 Sekunden an tiefster Position halten* *Aufrichten: 1 Sekunde*
12	**Ausfallschritt (Holding)** *1-mal li/re* *Absenken: 2 Sekunden, jeweils 20 Sekunden an tiefster Position halten* *Aufrichten: 1 Sekunde*
13	**Seitlicher Ausfallschritt (Holding)** *1-mal li/re* *Absenken: 2 Sekunden, jeweils 20 Sekunden an tiefster Position halten* *Aufrichten: 1 Sekunde*
16	**Kniebeuge mit Ballwurf** *Kniebeuge mit Ballwurf* *12-mal* *Beugen: 1 Sekunde* *Ballwurf: 2 Sekunden* *Aufrichten: 1 Sekunde*
	Starte den 2. Durchgang der 5 Übungen
0–10	**Selbsteinschätzung zur Bewegungseinschränkung nachher**

Zeitbedarf ca. 16 Minuten

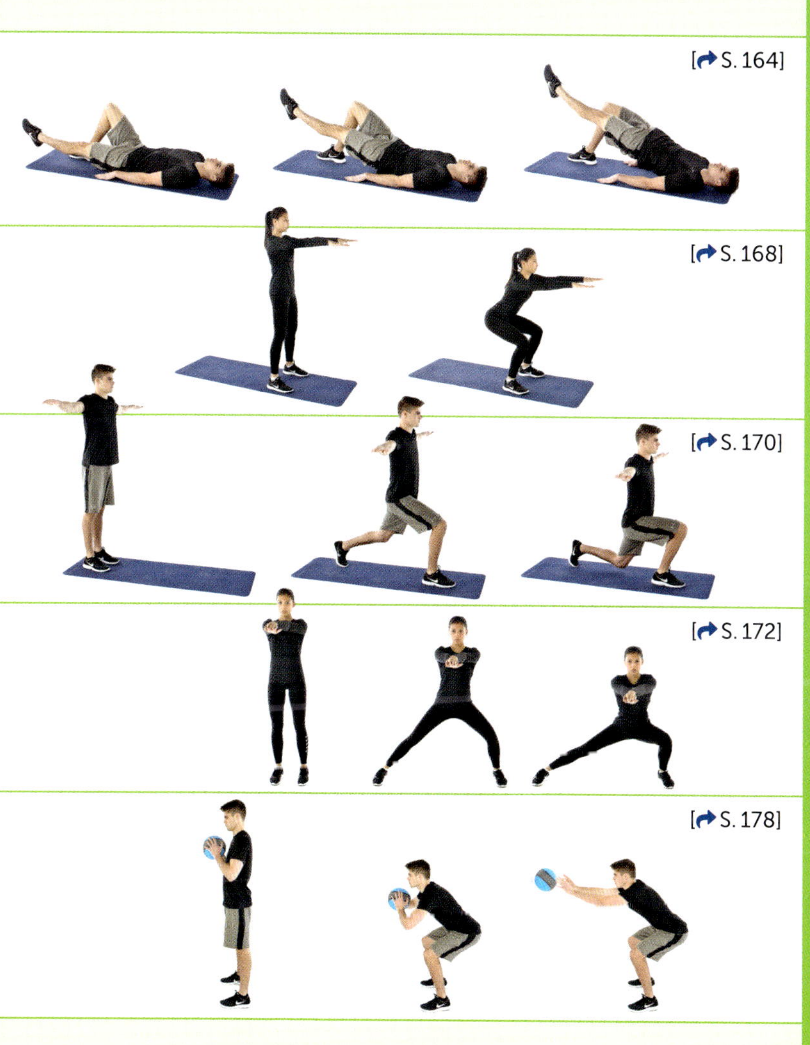

[➦ S. 164]

[➦ S. 168]

[➦ S. 170]

[➦ S. 172]

[➦ S. 178]

Funktionsprogramm D – Vorbeugung

Das Funktionsprogramm D ermöglicht dir eine nachhaltige Kniegesundheit. Wende es erst an, wenn deine Funktionsbeschwerden unter Niveau 2 gesunken sind oder du keine Beschwerden hast. Beachte hierfür deine Selbsteinschätzung [➦S. 102]. Der Schwerpunkt des Programms ist die langfristige Optimierung deiner Kniebelastbarkeit durch den Aufbau von Beweglichkeit, Kraft und Ausdauer.

- → Pro Bewegungsrichtung bei den Übungen brauchst du eine bis zwei Sekunden, z. B. Absenken = 1 Sek., Landung = 2 Sek.
- → Beginne mit Übung 9, wiederhole sie so oft wie angegeben, beende sie und starte dann mit der nächsten Übung (Nr. 20).
- → Erst wenn du alle 8 Übungen gemacht hast, wiederholst du das gesamte Funktionsprogramm D zwei weitere Male.
- → Wende das gesamte Programm zweimal pro Woche an, z. B. dienstags und freitags.

Achtung: Eine häufigere Anwendung als hier empfohlen erhöht das Risiko einer Überlastung oder das Gefühl von Langeweile. Wenn du es zu selten anwendest, verringert sich die Effektivität. Führe das Programm also nach den Empfehlungen durch! Solltest du dennoch erneut spezifische Beschwerden spüren, führe eine entsprechende Selbsteinschätzung durch und wiederhole ggf. ein spezifisches Therapieprogramm aus diesem Ratgeber.

ZEITBEDARF

30 Minuten

HÄUFIGKEIT

2 mal pro Woche
(z. B. dienstags und freitags)

DAUER PRO BEWEGUNGSRICHTUNG

1–2 Sekunden
(z. B. Absenken = 1 Sek., Landung = 2 Sek.)

WIEDERHOLUNGEN

3 Durchgänge

HINWEISE

- → Bitte schaue dir die einzelnen Übungen genau an.
- → Lies bitte sorgfältig die Hinweise und mache dich *(ganz wichtig!)* **praktisch** mit den Übungen vertraut.
- → Führe dazu die Übung ein paarmal aus, sodass sich eine gewisse Vertrautheit und Routine einstellen und du die Programmführung anhand der Icons leicht nachvollziehen kannst.
- → Neben der Anwendung dieses Programms solltest du auf deinen Lebensstil achten und die Mythen über Knieschmerzen kennen. Du findest ausführliche Informationen hierfür im Kapitel „Lebensführung" [→S. 59].

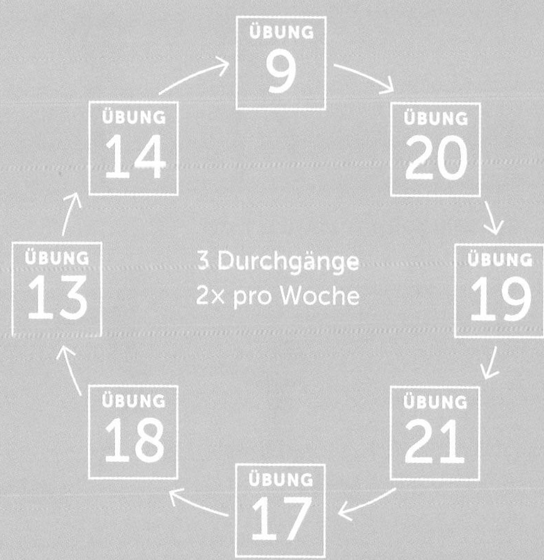

Funktionsprogramm D

Vorbeugung

9 **Einbeinige Brücke (Holding)** [➦ S. 164]

5-mal li/re

Anheben: 1 Sek., im letzten Durchgang nach oben gestreckte Position 20 Sekunden halten

Absenken: 1 Sek.

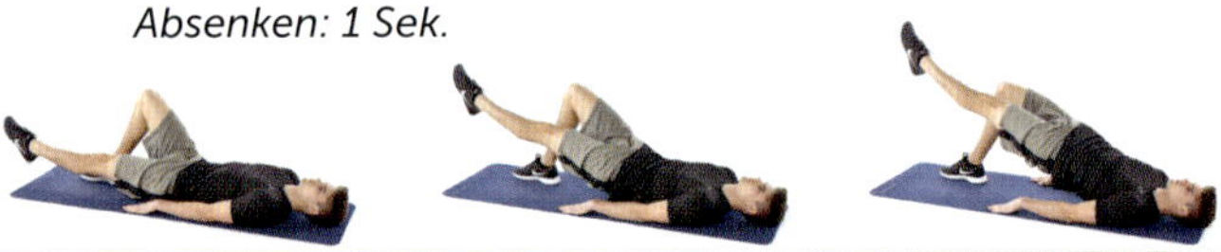

20 **Springende Kniebeuge** [➦ S. 186]

5-mal

Absprung: < 1 Sek.

Landung: 2 Sek.

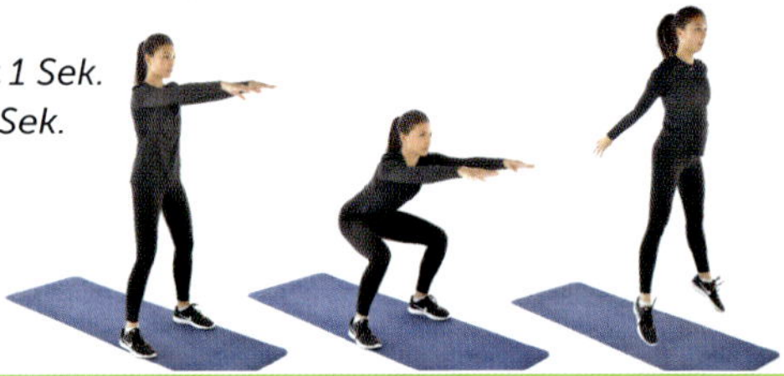

19 **Eisläufersprünge** [➦ S. 184]

10-mal li/re

Absprung: < 1 Sek.

Landung: 2 Sek.

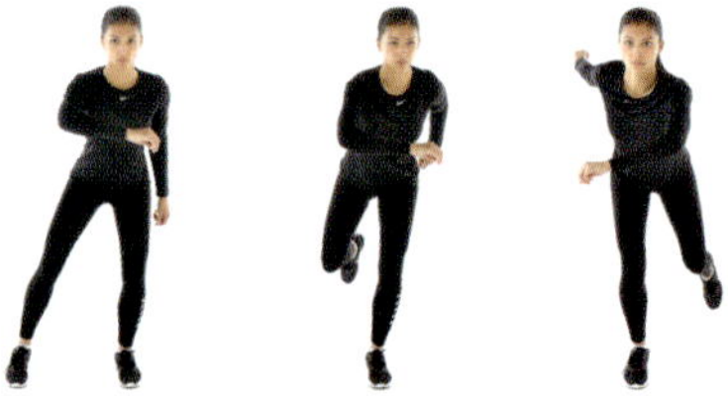

21 **Springender Ausfallschritt** [➦ S. 188]

5-mal li/re

Absprung: < 1 Sek.

Landung: 2 Sek.

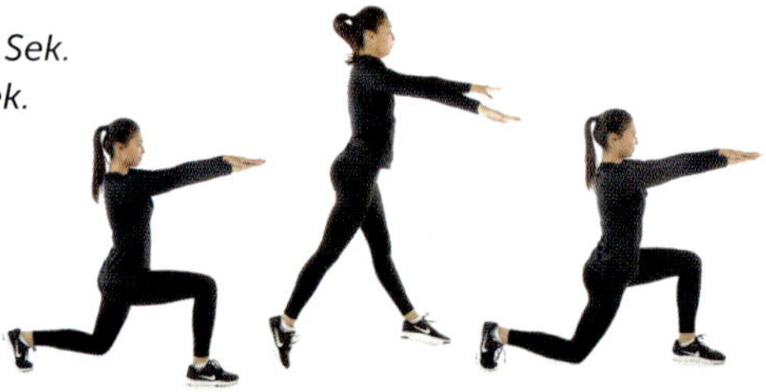

Zeitbedarf ca. 30 Minuten

17 **Kniebeuge mit Zusatzgewicht (Holding)** [S. 180]

10-mal
Absenken: 1 Sek.,
im letzten Durchgang an tiefster Position 20 Sek. halten
Aufrichten: 1 Sek.

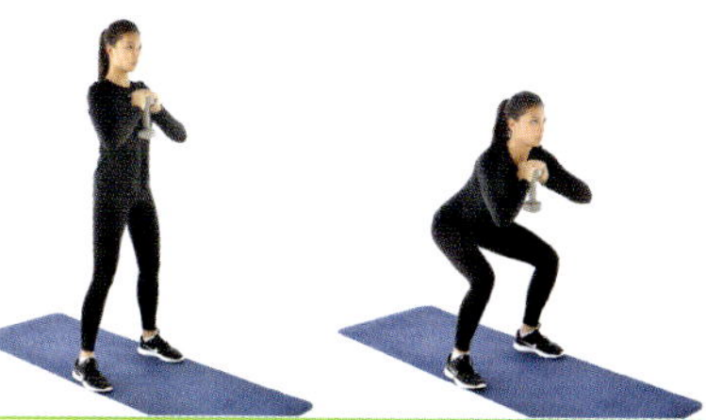

18 **Ausfallschritt mit Zusatzgewicht (Holding)** [S. 182]

10-mal li/re
Absenken: 2 Sek.,
im letzten Durchgang an tiefster Position 20 Sek. halten
Aufrichten: 1 Sek.

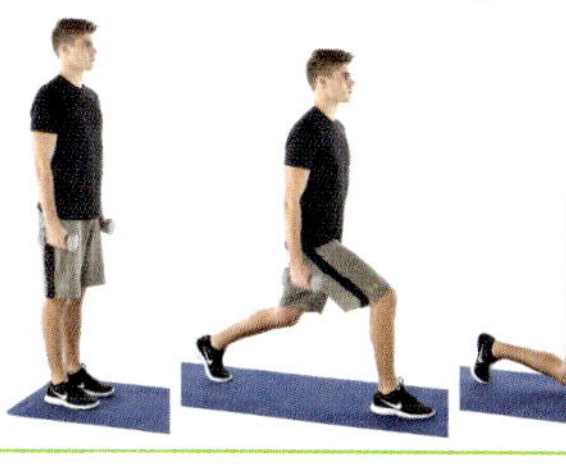
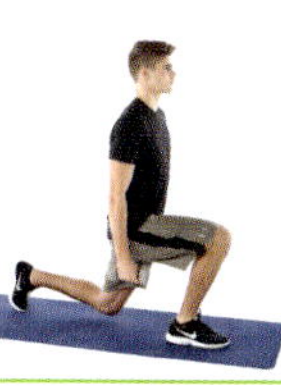

13 **Seitlicher Ausfallschritt (Holding)** [S. 172]

10-mal li/re
Absenken: 2 Sek.,
im letzten Durchgang an tiefster Position 20 Sek. halten
Aufrichten: 1 Sek.

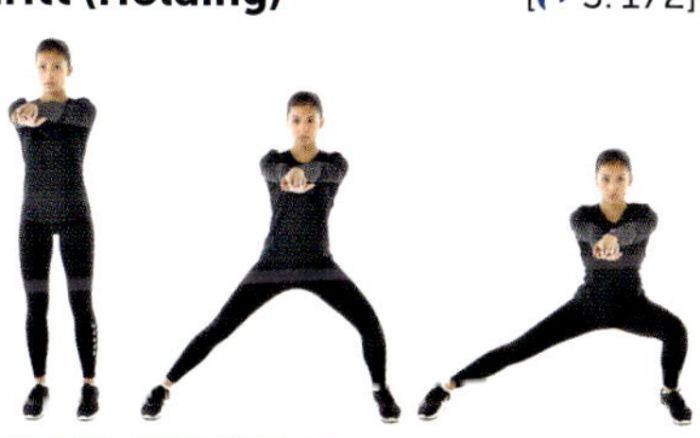

14 **Gekreuzter Ausfallschritt (Holding)** [S. 174]

10-mal li/re
Absenken: 2 Sek.,
im letzten Durchgang an tiefster Position 20 Sek. halten
Aufrichten: 1 Sek.

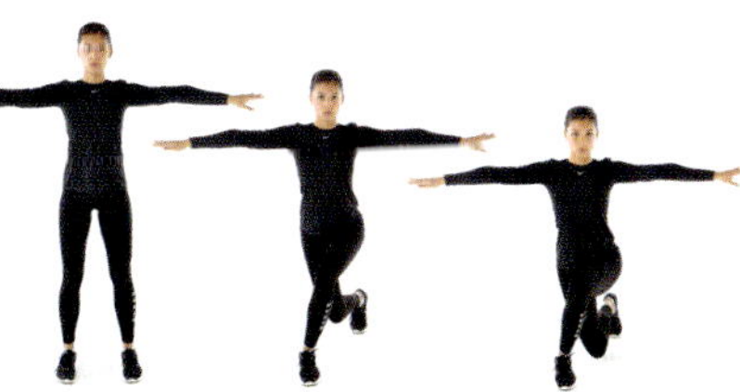

Starte den 2. und 3. Durchgang der 8 Übungen

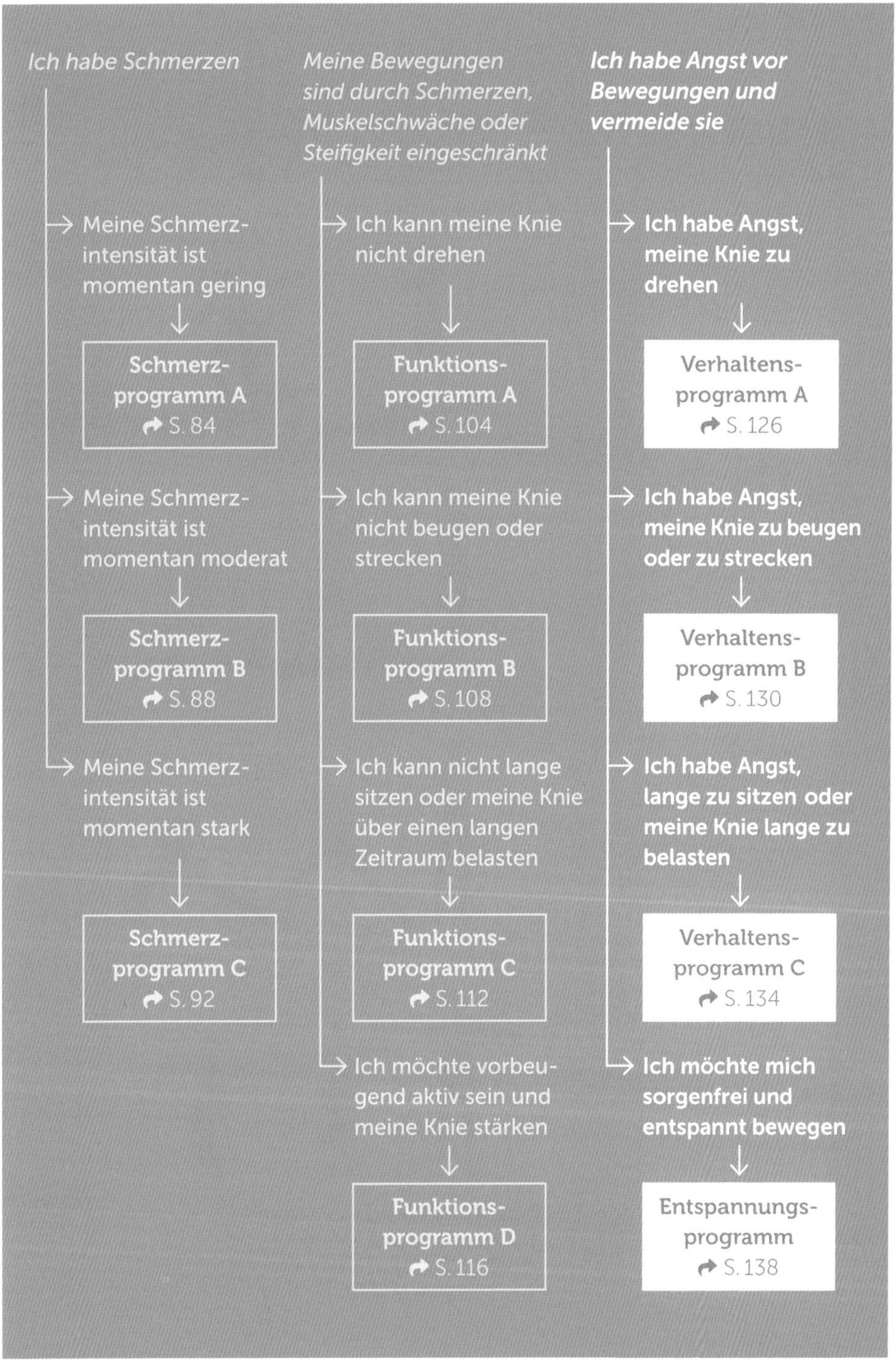

Ich habe Schmerzen

→ Meine Schmerzintensität ist momentan gering
↓
Schmerzprogramm A
S. 84

→ Meine Schmerzintensität ist momentan moderat
↓
Schmerzprogramm B
S. 88

→ Meine Schmerzintensität ist momentan stark
↓
Schmerzprogramm C
S. 92

Meine Bewegungen sind durch Schmerzen, Muskelschwäche oder Steifigkeit eingeschränkt

→ Ich kann meine Knie nicht drehen
↓
Funktionsprogramm A
S. 104

→ Ich kann meine Knie nicht beugen oder strecken
↓
Funktionsprogramm B
S. 108

→ Ich kann nicht lange sitzen oder meine Knie über einen langen Zeitraum belasten
↓
Funktionsprogramm C
S. 112

→ Ich möchte vorbeugend aktiv sein und meine Knie stärken
↓
Funktionsprogramm D
S. 116

Ich habe Angst vor Bewegungen und vermeide sie

→ **Ich habe Angst, meine Knie zu drehen**
↓
Verhaltensprogramm A
S. 126

→ **Ich habe Angst, meine Knie zu beugen oder zu strecken**
↓
Verhaltensprogramm B
S. 130

→ **Ich habe Angst, lange zu sitzen oder meine Knie lange zu belasten**
↓
Verhaltensprogramm C
S. 134

→ **Ich möchte mich sorgenfrei und entspannt bewegen**
↓
Entspannungsprogramm
S. 138

Das Verhaltensprogramm

Stehen für dich Sorgen und Furcht vor der Ausführung von Bewegungen im Vordergrund, die mit der Belastung deines Kniegelenks einhergehen? Wenn ja, dann hilft dir das Verhaltensprogramm.

Das Verhaltensprogramm bezieht sich auf die psychische Verarbeitung deiner Sorgen und Ängste in Bezug auf deine Kniegelenksbelastung. Darunter verstehen wir die verschiedenen Bewegungsmuster, auf die du in deinem Alltag regelmäßig angewiesen bist, so z. B. das plötzliche Umdrehen während des Gehens, tiefe Kniebeugen oder Fahrradfahren. Aufgrund der Sorge vor Verletzungen oder Schmerzen kann es sein, dass du langfristig jede Form einer solchen Belastung vermeidest. Allein schon der Gedanke an Bewegungen oder Tätigkeiten, wie z. B. das Treppensteigen, kann zu einer mentalen Blockade führen.

Die nachfolgenden Therapieprogramme sollen dir dazu verhelfen, das Selbstvertrauen aufzubauen, das du benötigst, um dein Knie wieder vollständig belasten zu können. Deine Befürchtungen und Ängste werden dadurch reduziert und deine Belastbarkeit gesteigert. Ebenfalls sorgen sie dafür, dass du deine alltäglichen Belastungen durch gezielte Entspannungsmaßnahmen besser zu bewältigen lernst.

Damit du für deine individuelle Beschwerdesituation ein passendes Verhaltensprogramm nutzen und deine Erfolge vergleichen kannst, benötigst du zu Beginn immer eine entsprechende Selbsteinschätzung [➦S. 70]. Je nach deiner Selbsteinschätzung wählst du eines der drei Programme (A, B, C). Die Einteilung erfolgt nach deiner Beschwerdeintensität.

Dein Weg zu mentaler Stärke und mehr Belastbarkeit **ist ein stufenweiser Prozess,** der sich über einen längeren Zeitraum erstrecken kann. Du bereitest also nicht nur dein Kniegelenk, sondern dein gesamtes Verhalten Schritt für Schritt auf neue Belastungen und vor allem den Umgang mit Belastungen vor.

Und noch etwas zu den Übungen! Wir haben die Programme getestet – und zwar an den Menschen, die wir täglich behandeln. Unsere Patienten versichern, dass ihnen diese Programme geholfen haben.

Bewegungsmuster

In deinem normalen Alltag führst du ständig unterschiedliche Bewegungsmuster durch, so z. B. das Treppensteigen, das tiefe Hocken und viele mehr. Manchmal ist allein der Gedanke an ein solches Bewegungsmuster für dich bereits besorgniserregend. Du denkst z. B. vor dem Bücken an die dabei notwendige Beugung deines Kniegelenks und befürchtest, dich dabei zu verletzen. Darum ist es wichtig, dass du dich mit den spezifischen Bewegungsmustern auseinandersetzt. So erhältst du die perfekte Grundlage, um deine Belastungsangst systematisch und zielorientiert zu überwinden. Wir haben drei Mustergruppen mit jeweils drei typischen Bewegungsmustern definiert.

Rotationsmuster

Das Rotationsmuster umfasst Drehbewegungen deines Unterschenkels gegenüber deinem Oberschenkel und ist Bestandteil von vielen alltäglichen Aktivitäten. Oftmals werden Rotationen des Kniegelenks von Patienten als besorgniserregend empfunden, weil sie als strukturschädigend und schmerzauslösend gedeutet werden. Hier unsere drei Bespiele:

- Richtungswechsel, z. B. beim Laufen um eine Kurve
- Drehen der Hüfte, z. B. beim Einladen einer Getränkekiste
- Umdrehen beim Gehen

Beuge- und Streckmuster

Das Beuge- und Streckmuster ist durch kraftaufwendige und oftmals wiederkehrende bzw. länger andauernde Bewegungsmuster gekennzeichnet. Der Kraftbedarf bei solchen Bewegungen wird oft mit einer enormen Belastung der Kniegelenksmuskulatur, der Sehnen und der Bänder gleichgesetzt. Es entsteht die falsche und oftmals besorgniserregende Annahme, dass die Belastung diese Strukturen schädigt. Beispiele hierfür sind:

- Aufstehen vom Stuhl
- Treppensteigen
- Kniebeugen, z. B. um einen Gegenstand aufzuheben

Statik- und Ausdauermuster

Das Statik- und Ausdauermuster zeigt sich an langandauernden Belastungen, die eine „statische" (ausdauernde) Muskelbeanspruchung verlangen. Es entsteht dabei nicht selten die Überzeugung, dass langanhaltende Belastungen dieser Art sich zwangsläufig negativ auf die Strukturen des Kniegelenks auswirken oder Verletzungen hervorrufen, was nicht den Fakten entspricht. Beispiele hierfür sind:

- Langes Sitzen mit angewinkelten Kniegelenken, z. B. am Schreibtischarbeitsplatz
- Fahrradfahren über größere Distanz
- Lange Gehstrecken oder Joggen

Bestimmung des IST-Zustands und Auswahl deines Verhaltensprogramms

- Führe zunächst die Selbsteinschätzung durch, indem du bei allen neun Bewegungsmustern die Stärke deiner Belastungsängste beurteilst [S. 70].
- Beschreibe deine jeweilige Belastungsangst mit einer für dich zutreffenden Zahl zwischen **0** (keine Sorgen/Ängste) und **10** (maximale Sorgen/Ängste).
- Das Bewegungsmuster, vor dem du die größte Belastungsangst empfindest, bestimmt die Wahl deines Verhaltensprogramms – entweder Verhaltensprogramm A (Rotation), B (Beugen/Strecken) oder C (Statik/Ausdauer). Das Entspannungsprogramm [S. 138] dient dann nachrangig der Vorbeugung.
- Um die Entwicklung deiner Belastungsängste später besser überprüfen zu können, hebst du deine Selbsteinschätzungen auf [S. 77].

Erste Selbsteinschätzung der Belastungsangst für die Programmauswahl

Du hast z. B. Angst, dein Kniegelenk beim Hinabsteigen einer Treppe zu verletzen, und definierst diese mit **7** (Beuge- und Streckmuster). Dazu kommen Sorgen, durch längere Gehstrecken Schmerzen im Kniegelenk hervorzurufen, die du mit einer **4** definierst (Statik- und Ausdauermuster). Außerdem hast du Angst, dein Kniegelenk zu drehen, z. B. beim Einladen einer Getränkekiste in den Kofferraum, und befürchtest, das Knie dabei zu verletzen. Diese Angst schätzt auf Stufe **3** ein (Rotationsmuster).

Somit musst du dich für Verhaltensprogramm B entscheiden, das genau zur Therapie dieser vorrangigen Belastungsangst (Beuge- und Streckmuster) entwickelt wurde, Das bedeutet, dass die höchste Ziffer, die du bei deiner ersten Selbsteinschätzung vergibst, die Programmwahl bestimmt. Bei der Selbsteinschätzung im Trainingsverlauf, die du vor und nach jeder Durchführung des Übungsprogramms aufschreibst, überprüfst du dann immer genau das Bewegungsmuster, das mit der höchsten Punktzahl auch die Programmauswahl bestimmt hat – in diesem Fall das Treppensteigen.

⚠ Warnhinweis

Sollten sich deine Beschwerden und/oder Belastungsängste deutlich verschlechtern (Zunahme bis auf Stufe 8 oder mehr, siehe auch Warnzeichen S. 43), dann zögere nicht, umgehend ärztliche Hilfe in Anspruch zu nehmen. Manchmal sind Dinge doch komplizierter.

Rotationsmuster	**0–10**
Richtungswechsel, z. B. beim Laufen um eine Kurve, beim Fuß- oder Basketball	
Drehen der Hüfte, z. B. beim Einladen einer Getränkekiste	**3**
Umdrehen beim Gehen	
Beuge-/Streckmuster	**0–10**
Aufstehen vom Stuhl	
Treppensteigen	**7**
Kniebeugen, z. B. beim Aufheben eines Gegenstands	
Statik-/Ausdauermuster	**0–10**
Langes Sitzen mit angewinkelten Kniegelenken, z. B. am Schreibtischarbeitsplatz	
Fahrradfahren über größere Distanz	
Lange Gehstrecken oder Joggen	**4**

Tab. 6 Patientenbeispiel zur Selbsteinschätzung der Belastungsangst. Die Furcht, durch Bewegungen Schäden oder Schmerzen des Kniegelenks hervorzurufen, wird anhand von drei Mustergruppen erfasst.

Verhaltensprogramm A – Belastungsangst „Rotation"

Das Verhaltensprogramm A ermöglicht es dir, deine Belastungsangst vor Rotationsbewegungen zu lindern, wie z. B dem Richtungswechsel beim Laufen oder dem Drehen deiner Hüfte beim Einladen einer Getränkekiste. Stufenweise soll sich dein Selbstvertrauen bei den Rotationsbewegungen, die dir Sorgen bereiten, verstärken.

- → Führe zuerst die Selbsteinschätzung zur Belastungsangst vor dem Rotationsmuster durch, das bei dir die meisten Ängste ausgelöst hat, z. B. Richtungswechsel beim Laufen [➦S. 125].
- → Wichtig ist, dass du im Verhaltensprogramm A deine Bewegungsgeschwindigkeit selbst bestimmst, um dich nicht selbst zu verunsichern – langsamer ist besser als schnell!
- → Beginne mit Übung 6, wiederhole sie so oft wie angegeben, beende sie und starte dann mit der nächsten Übung (Nr. 7).
- → Erst wenn du alle 4 Übungen gemacht hast, wiederholst du das gesamte Verhaltensprogramm A ein weiteres Mal.
- → Führe nach Abschluss des 2. Durchgangs erneut die Selbsteinschätzung durch – bewerte hierfür die Angst vor dem gleichen Rotationsmuster wie zu Beginn, z. B. Richtungswechsel beim Laufen.
- → Dokumentiere deine Selbsteinschätzung [➦S. 77].
- → Wende das gesamte Programm jeden zweiten Tag einmal an, z. B. entweder morgens, mittags oder abends.
- → Wenn deine Belastungsangst auf Stufe 2 oder weniger gesunken ist, kannst du zum Entspannungsprogramm wechseln, um deinen Erfolg langfristig zu halten [➦S. 138].

ZEITBEDARF

10 Minuten

HÄUFIGKEIT

alle **2** Tage

(z. B. morgens, mittags oder abends)

WIEDERHOLUNGEN

2 Durchgänge

ZIEL BESCHWERDEINTENSITÄT

2 oder geringer

(wechsle dann zum Entspannungsprogramm)

WICHTIG

Bestimme die Bewegungsgeschwindigkeit selbst

HINWEISE

→ Bitte schaue dir die einzelnen Übungen genau an.
→ Lies bitte sorgfältig die Hinweise und mache dich *(ganz wichtig!)* **praktisch** mit den Übungen vertraut.
→ Führe dazu die Übung ein paarmal aus, sodass sich eine gewisse Vertrautheit und Routine einstellen und du die Programmführung anhand der Icons leicht nachvollziehen kannst.
→ Auch solltest du auf deinen Lebensstil achten und die Mythen über Knieschmerzen kennen [→S. 11].

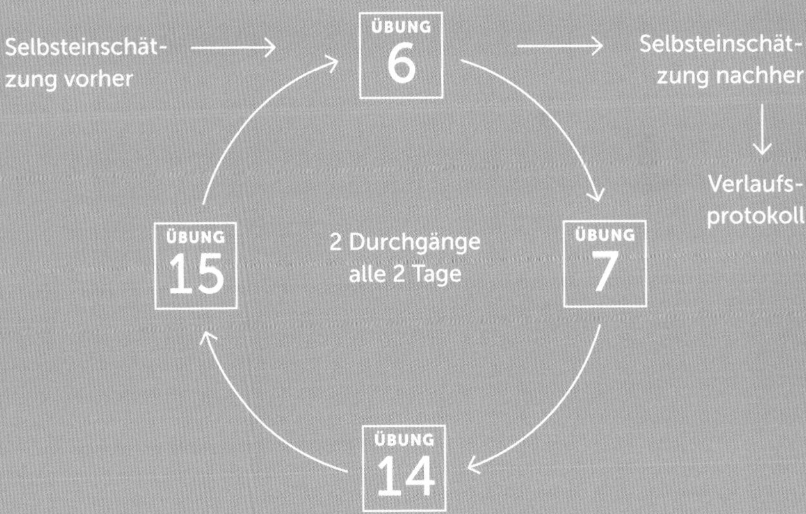

Verhaltensprogramm A

Belastungsangst „Rotation“

0 ▭ 10 **Selbsteinschätzung zur Belastungsangst vorher**

6 **Unterschenkeldrehen**
10-mal li/re
Versuche, die Ausführlichkeit deiner Bewegung sowie die An- und Entspannung deiner Beinmuskulatur mit geschlossenen Augen bewusst wahrzunehmen. Führe die Bewegung zunehmend weitläufiger und fließender aus.

7 **Twists**
10-mal li/re
Führe die Bewegung zu Beginn in kleinem Ausmaß durch. Versuche, die Bewegung mit jeder Wiederholung größer werden zu lassen, und spüre, wie du immer weiterkommst und die Bewegung immer fließender wird.

14 **Gekreuzter Ausfallschritt**
6-mal li/re
Führe die Bewegung mit jeder Wiederholung weitläufiger aus. Erst, wenn du mit dem Bewegungsausmaß zufrieden bist, behältst du das Bewegungsausmaß für die folgenden Wiederholungen bei.

15 **Kombinierter Ausfallschritt**
6-mal li/re
Führe die Bewegung mit jeder Wiederholung weitläufiger aus. Erst, wenn du mit dem Bewegungsausmaß zufrieden bist, behältst du das Bewegungsausmaß für die folgenden Wiederholungen bei.

Starte den 2. Durchgang der 4 Übungen

0 ▭ 10 **Selbsteinschätzung zur Belastungsangst nachher**

Zeitbedarf ca. 10 Minuten

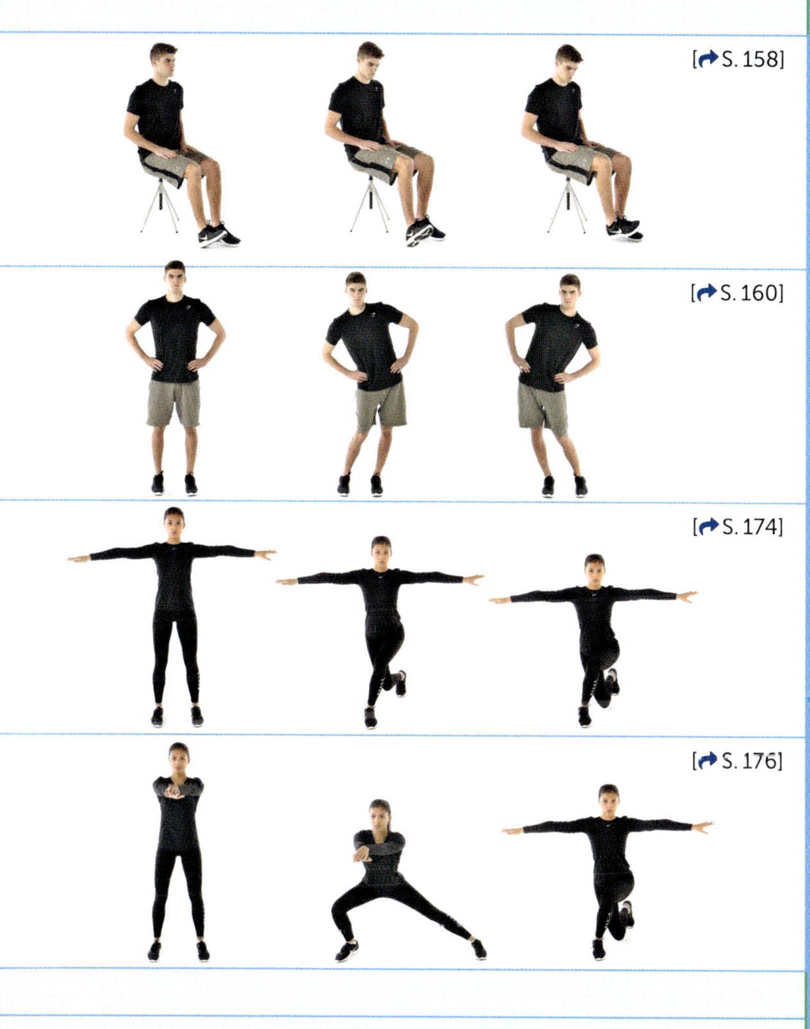

[➦ S. 158]

[➦ S. 160]

[➦ S. 174]

[➦ S. 176]

Verhaltensprogramm B – Belastungsangst „Beugen und Strecken“

Das Verhaltensprogramm B hilft dir, deine Belastungsangst bei Beuge- und Streckbewegungen deines Kniegelenks, wie z. B. beim Treppensteigen, beim Aufstehen von einem Stuhl oder bei tiefen Kniebeugen zu lindern. Stufenweise soll sich dein Selbstvertrauen bei den Beuge- und Streckbewegungen verstärken.

- → Führe zuerst die Selbsteinschätzung zur Belastungsangst vor dem Beuge- und Streckmuster durch, das bei dir die meisten Ängste ausgelöst hat, z. B. Treppensteigen [➦S. 125].
- → Wichtig ist, dass du im Verhaltensprogramm B deine Bewegungsgeschwindigkeit selbst bestimmst, um dich nicht selbst zu verunsichern – langsamer ist besser als schnell! Gleiches gilt für das Bewegungsausmaß. Versuche, die Bewegungen zunehmend größer werden zu lassen, sobald du dich mit dem erreichten Bewegungsausmaß sicher fühlst.
- → Beginne mit Übung 10, wiederhole sie so oft wie angegeben, beende sie und starte dann mit der nächsten Übung (Nr. 8).
- → Erst wenn du alle 5 Übungen gemacht hast, wiederholst du das gesamte Verhaltensprogramm B ein weiteres Mal.
- → Führe nach Abschluss des 2. Durchgangs erneut die Selbsteinschätzung durch und dokumentiere sie [➦S. 77].
- → Wende das gesamte Programm jeden zweiten Tag einmal an.
- → Wenn deine Belastungsangst auf Stufe 2 oder weniger gesunken ist, kannst du zum Entspannungsprogramm wechseln, um deinen Erfolg langfristig zu halten [➦S. 138].

ZEITBEDARF

12 Minuten

HÄUFIGKEIT

alle 2 Tage
(z. B. morgens, mittags oder abends)

WIEDERHOLUNGEN

2 Durchgänge

ZIEL BESCHWERDEINTENSITÄT

2 oder geringer
(wechsle danach zum Entspannungsprogramm)

WICHTIG

Bestimme die Bewegungsgeschwindigkeit selbst!

HINWEISE

- → Bitte schaue dir die einzelnen Übungen genau an.
- → Lies bitte sorgfältig die Hinweise und mache dich *(ganz wichtig!)* **praktisch** mit den Übungen vertraut.
- → Führe dazu die Übung ein paarmal aus, sodass sich eine gewisse Vertrautheit und Routine einstellen und du die Programmführung anhand der Icons leicht nachvollziehen kannst.
- → Auch solltest du auf deinen Lebensstil achten und die Mythen über Knieschmerzen kennen [→S. 11].

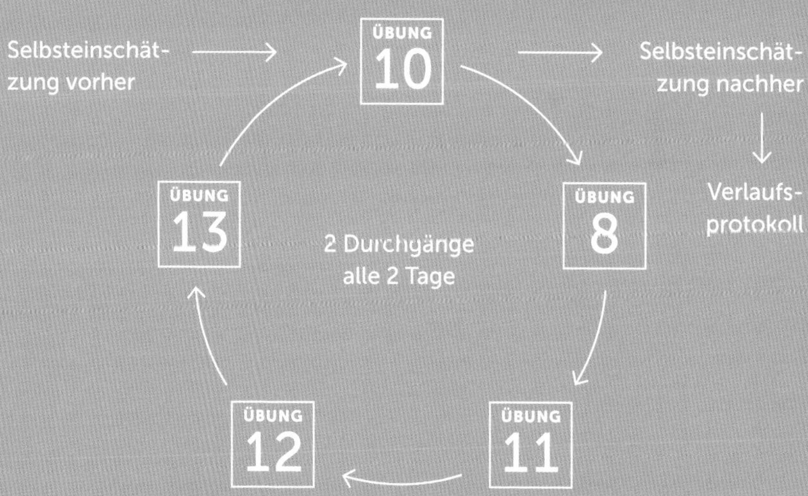

Verhaltensprogramm B

Belastungsangst „Beugen/Strecken"

0 – 10	**Selbsteinschätzung zur Belastungsangst vorher**
10	**Tiefer Sitz** *10-mal* *Versuche, die Ausführlichkeit deiner Bewegung sowie die An- und Entspannung deiner Beinmuskulatur mit geschlossenen Augen bewusst wahrzunehmen. Führe die Bewegung zunehmend weitläufiger (endgradiger) aus.*
8	**Brücke (Holding)** *10-mal* *Halte im letzten Durchgang die nach oben gestreckte Beckenposition für 10 Sekunden. Führe die Bewegung mit jeder Wiederholung weitläufiger aus. Schließe die Augen und versuche, die An- und Entspannung deiner Muskulatur bewusst wahrzunehmen.*
11	**Klassische Kniebeuge (Holding)** *10-mal* *Halte im letzten Durchgang die tiefste Position für 20 Sek. Führe zu Beginn die Bewegung in kleinem Ausmaß durch. Versuche, die Bewegung mit jeder Wiederholung größer werden zu lassen, und spüre, wie du immer weiterkommst.*
12	**Ausfallschritt** *6-mal li/re* *Halte im letzten Durchgang die tiefste Position für 10 Sekunden. Versuche, deine Knie immer tiefer zu beugen, und führe die Übung vor einem Spiegel stehend durch, damit du deinen Erfolg besser sehen kannst.*
13	**Seitlicher Ausfallschritt** *6-mal li/re* *Halte im letzten Durchgang die tiefste Position für 10 Sekunden. Versuche, deine Knie immer tiefer zu beugen, und führe die Übung vor einem Spiegel stehend durch, damit du deinen Erfolg besser sehen kannst.*
	Starte den 2. Durchgang der 5 Übungen
0 – 10	**Selbsteinschätzung zur Belastungsangst nachher**

Zeitbedarf ca. 12 Minuten

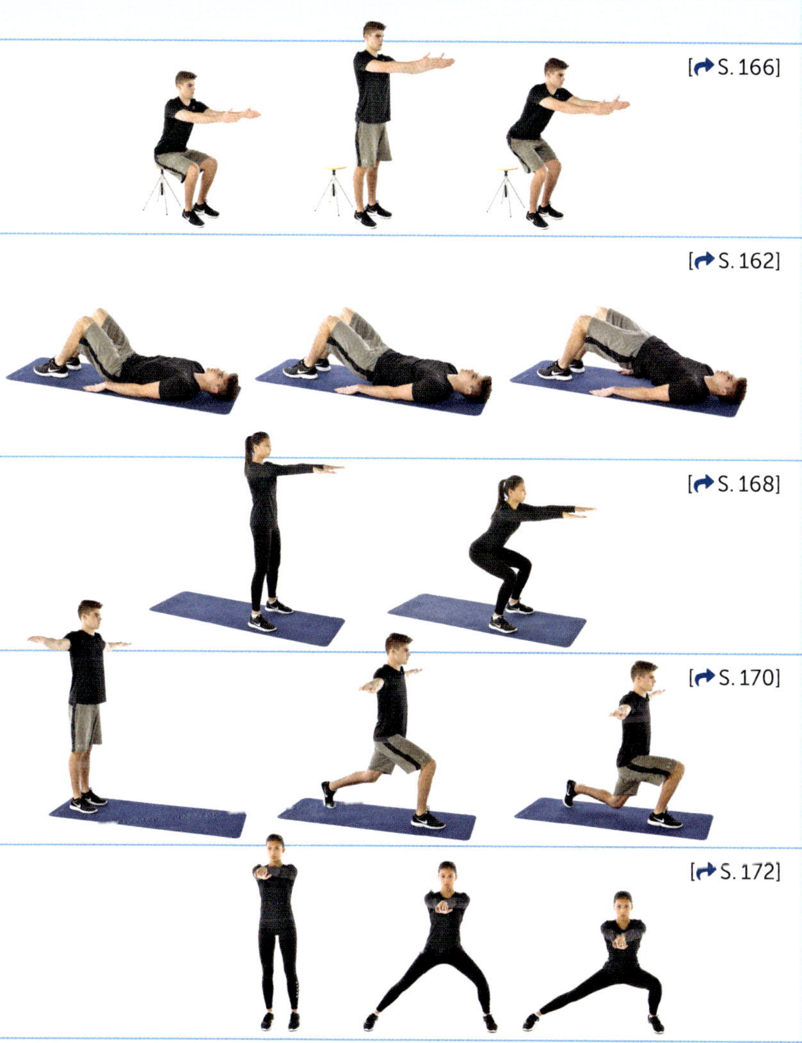

[➦ S. 166]

[➦ S. 162]

[➦ S. 168]

[➦ S. 170]

[➦ S. 172]

Verhaltensprogramm C – Belastungsangst „Statik und Ausdauer"

Das Verhaltensprogramm C reduziert deine Belastungsangst bei statischen und ausdauernden Beanspruchungen deines Kniegelenks, wie z. B. beim langen Sitzen mit angewinkelten Kniegelenken, Fahrradfahren oder Joggen. Dein Selbstverstrauen soll sich stufenweise bei diesen Beanspruchungen, die dir Sorgen bereiten, verstärken.

- Führe zuerst die Selbsteinschätzung zur Belastungsangst vor dem Statik- und Ausdauermuster durch, das bei dir die meisten Ängste ausgelöst hat, z. B. Fahrradfahren [S. 125].
- Wichtig ist, dass du im Verhaltensprogramm C deine Bewegungsgeschwindigkeit selbst bestimmst, um dich nicht selbst zu verunsichern – langsamer ist besser als schnell!
- Beginne mit Übung 9, wiederhole sie so oft wie angegeben, beende sie und starte dann mit der nächsten Übung (Nr. 11).
- Erst wenn du alle 4 Übungen gemacht hast, wiederholst du das gesamte Verhaltensprogramm C zwei weitere Male.
- Führe nach Abschluss des 3. Durchgangs erneut die Selbsteinschätzung durch.
- Dokumentiere deine Selbsteinschätzung [S. 77].
- Wende das gesamte Programm jeden zweiten Tag einmal an.
- Wenn deine Belastungsangst auf Stufe 2 oder weniger gesunken ist, kannst du zum Entspannungsprogramm wechseln, um deinen Erfolg langfristig zu halten [S. 138].

ZEITBEDARF

15 Minuten

HÄUFIGKEIT

alle 2 Tage
(z. B. morgens, mittags oder abends)

WIEDERHOLUNGEN

3 Durchgänge

ZIEL BESCHWERDEINTENSITÄT

2 oder geringer
(wechsle danach zum Entspannungsprogramm)

WICHTIG

Bestimme deine Bewegungsgeschwindigkeit selbst – langsamer ist besser als schnell!

HINWEISE

→ Bitte schaue dir die einzelnen Übungen genau an.
→ Lies bitte sorgfältig die Hinweise und mache dich *(ganz wichtig!)* **praktisch** mit den Übungen vertraut.
→ Führe dazu die Übung ein paarmal aus, sodass sich eine gewisse Vertrautheit und Routine einstellen und du die Programmführung anhand der Icons leicht nachvollziehen kannst.
→ Auch solltest du auf deinen Lebensstil achten und die Mythen über Knieschmerzen kennen [→S. 11].

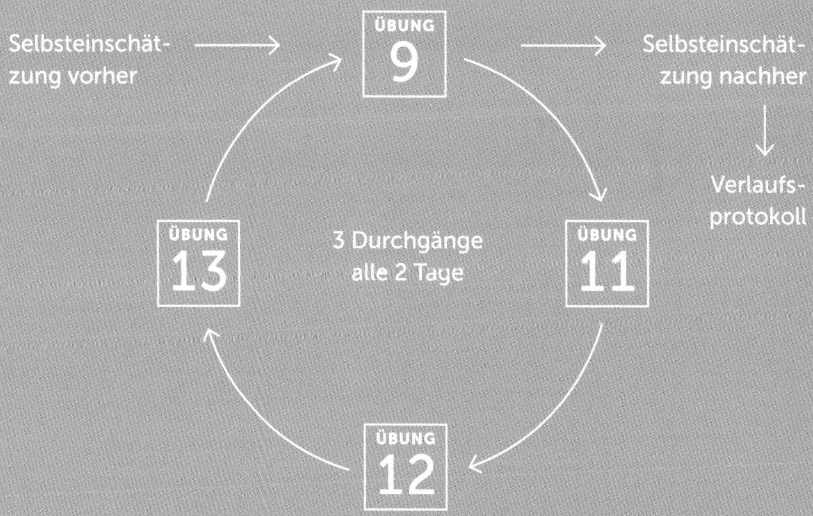

Verhaltensprogramm C

Belastungsangst „Statik/Ausdauer“

0 [Skala] 10	**Selbsteinschätzung zur Belastungsangst vorher**
9	**Einbeinige Brücke (Holding)** *3-mal li/re* *1-mal 5 Sek., 1-mal 10 Sek., 1-mal 15 Sek. halten* *Schließe die Augen und versuche, das Ausmaß der Bewegung bewusst wahrzunehmen. Führe die Bewegung zunehmend weitläufiger aus.*
11	**Klassische Kniebeuge (Holding)** *1-mal 10 Sek., 1-mal 15 Sek., 1-mal 20 Sek. halten* *Arbeite dich mit jeder Wiederholung etwas näher an das volle Bewegungsausmaß heran. Spüre, wie du die Bewegung immer weitläufiger durchführen kannst, und halte die gebeugte Position an der Stelle, die dir keine Angst bereitet.*
12	**Ausfallschritt (Holding)** *3-mal li/re* *1-mal 5 Sek., 1-mal 10 Sek., 1-mal 15 Sek. halten* *Arbeite dich mit jeder Wiederholung etwas näher an das volle Bewegungsausmaß heran. Spüre, wie du die Bewegung immer weitläufiger durchführen kannst, und halte die Position an der Stelle, die dir keine Angst bereitet.*
13	**Seitlicher Ausfallschritt (Holdings)** *3-mal li/re* *1-mal 5 Sek., 1-mal 10 Sek., 1-mal 15 Sek. halten* *Versuche, mit jedem Durchgang die Bewegung größer werden zu lassen. Steigere die Haltedauer mit jeder Runde um 5 Sekunden und spüre, wie dir das Halten zunehmend leichter fällt.*
	Starte 2 weitere Durchgänge der 4 Übungen
0 [Skala] 10	**Selbsteinschätzung zur Belastungsangst nachher**

Zeitbedarf ca. 15 Minuten

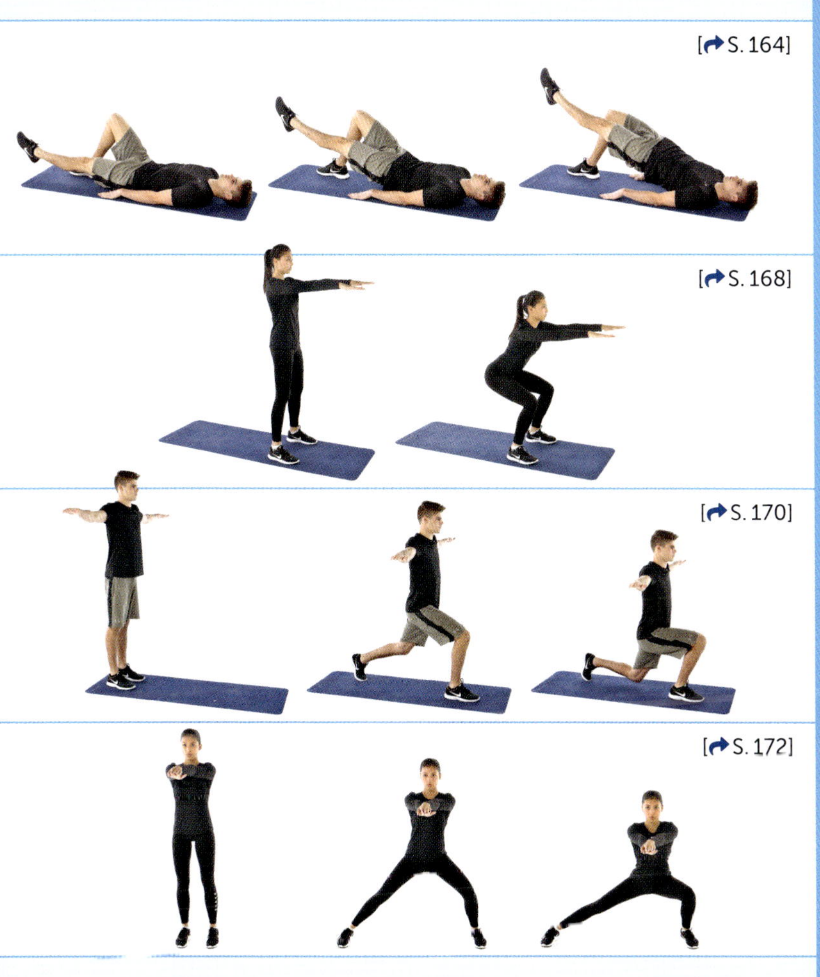
[➦ S. 164]
[➦ S. 168]
[➦ S. 170]
[➦ S. 172]

Das Entspannungsprogramm

Dieses Programm enthält drei Atem- und Dehnungsübungen und hilft dir, dich und dein Nervensystem zu entspannen. Du fühlst dich häufig übermotiviert, dauerhaft gestresst oder angespannt? Dann nutze dieses Programm, um Zeit mit dir in Ruhe zu verbringen und deinen Körper besser spüren zu lernen. Die damit einhergehende, stufenweise Reduktion deiner mentalen Anspannung merkst du z. B. daran, dass du wieder besser schlafen und wichtige Aktivitäten des alltäglichen Lebens konzentrierter ausführen kannst.

- Wichtig ist, dass du im Entspannungsprogramm deine Bewegungsgeschwindigkeit selbst bestimmst, um dich nicht selbst zu verunsichern – langsamer ist besser als schnell!
- Beginne mit Übung 2, wiederhole sie so oft wie angegeben, beende sie und starte dann mit der nächsten Übung (Nr. 3).
- Erst wenn du alle drei Übungen gemacht hast, wiederholst du das gesamte Entspannungsprogramm zwei weitere Male.
- Wende das gesamte Programm jeden zweiten Tag einmal an, z. B. entweder morgens, mittags oder abends.
- Du kannst das Programm so lange durchführen, wie es dir zur Entspannung hilft.
- Falls du weitere Beschwerden verspürst (Schmerzen, Bewegungseinschränkung, Belastungsangst), solltest du das entsprechende Programm dazu ebenfalls durchführen [➦S. 70].
- Anregungen für alternative Entspannungstechniken findest du auf der nachfolgenden Doppelseite.

ZEITBEDARF

20 Minuten

HÄUFIGKEIT

alle 2 Tage oder nach Bedarf (z. B. morgens, mittags oder abends)

WIEDERHOLUNGEN

3 Durchgänge

WICHTIG

- → Bestimme deine Bewegungsgeschwindigkeit selbst – langsamer ist besser als schnell!

HINWEISE

- → Bitte schaue dir die einzelnen Übungen genau an.
- → Lies bitte sorgfältig die Hinweise und mache dich *(ganz wichtig!)* **praktisch** mit den Übungen vertraut.
- → Führe dazu die Übung ein paarmal aus, sodass sich eine gewisse Vertrautheit und Routine einstellen und du die Programmführung anhand der Icons leicht nachvollziehen kannst.

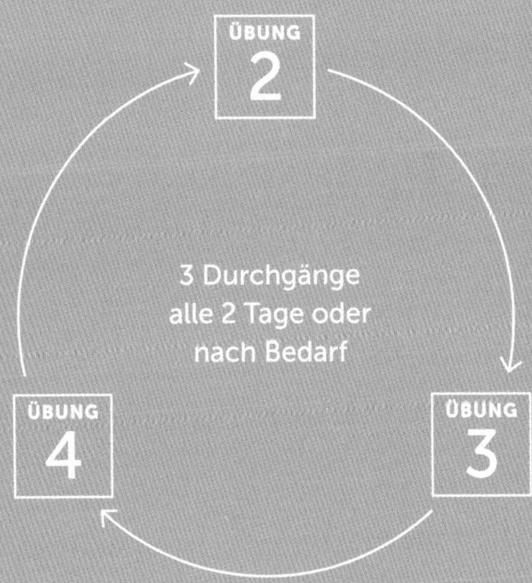

Entspannungsprogramm

Atem- und Mobilisationsübungen

2 **Dehnung der Kniebeuger (mit Atemtechnik)**
1-mal li/re
Halte die Dehnung für 40 Sekunden und atme jeweils 5 Sekunden durch die Nase ein und 5 Sekunden durch den Mund aus. Schließe deine Augen, um die Entspannung besser wahrzunehmen. Wenn es sich gut anfühlt, kannst du beim Ausatmen die Dehnung verstärken, indem du das Bein näher zu dir heranziehst.

3 **Dehnung der Kniestrecker (mit Atemtechnik)**
1-mal li/re
Halte die Dehnung für 40 Sekunden und atme jeweils 5 Sekunden durch die Nase ein und 5 Sekunden durch den Mund aus. Schließe die Augen, um die Entspannung besser wahrzunehmen. Wenn es sich gut anfühlt, kannst du beim Ausatmen die Dehnung verstärken, indem du den Fuß näher zum Gesäß heranziehst.

4 **Dehnung der Gesäßmuskulatur (mit Atemtechnik)**
1-mal li/re
Halte die Dehnung für 40 Sekunden und atme jeweils 5 Sekunden durch die Nase ein und 5 Sekunden durch den Mund aus. Schließe die Augen, um die Entspannung besser wahrzunehmen.

Starte 2 weitere Durchgänge der 3 Übungen

Alternativen zur Entspannung

Alternativen zum Entspannungsprogramm sind z. B. das autogene Training oder die progressive Muskelrelaxation nach Jacobsen (PMR). Auch Meditationsübungen oder Gedanken- bzw. Traumreisen stellen wirkungsvolle Entspannungstechniken dar. Anleitungen hierzu finden sich reichlich im Internet, in Büchern oder auf Seminaren. Diese oder ergänzende alltagstaugliche Methoden verlangen kaum mehr Zeitaufwand als unser Entspannungsprogramm, sollten in einer ähnlichen Häufigkeit angewendet werden und sind überall durchführbar. Weitere alltagstaugliche Entspannungvarianten, für die du keine neue Techniken erlernen musst und deshalb direkt im Alltag nutzen kannst, sind z. B. Spaziergänge in der Natur oder ruhigen

Zeitbedarf ca. 20 Minuten

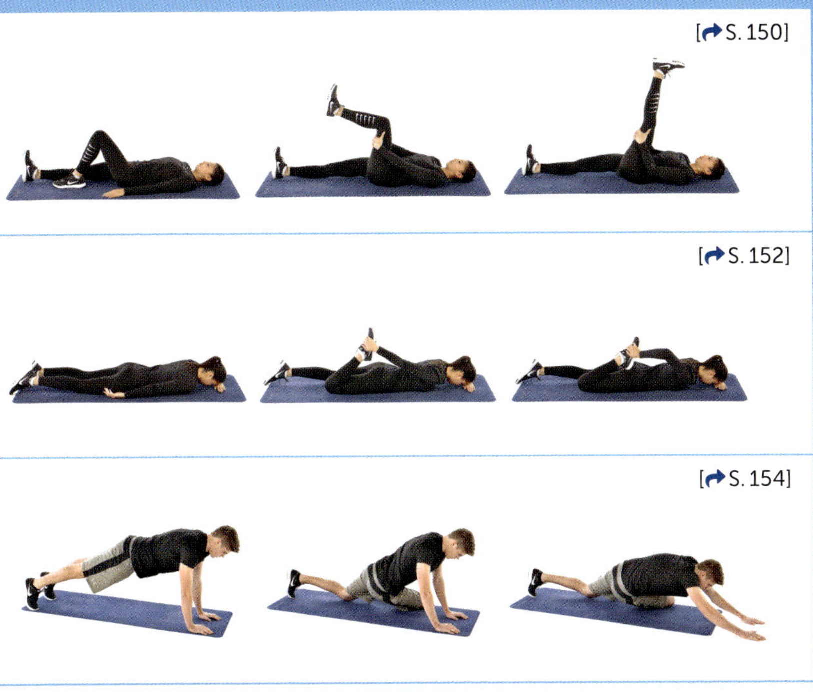
[S. 150]
[S. 152]
[S. 154]

Gegenden, Thermalbadbesuche, das Genießen von Musik des persönlichen Geschmacks und viele ähnliche Aktivitäten, die dir nach deinem Empfinden guttun. Wichtig ist lediglich ihre regelmäßige Durchführung. Insbesondere in stressbelasteten Situationen solltest du aus Zeitmangel oder Erschöpfung nicht auf sie verzichten – genau in diesen Momenten sind sie am wertvollsten für dich! Solltest du bei einer Aktivität, die dir durch den Kopf geht, unsicher sein, kannst du natürlich gern auf unser bewährtes Mittel der Selbsteinschätzung zurückgreifen, um vor und nach der besagten Aktivität den Grad deiner An- bzw. Entspannung bewusst wahrzunehmen und zu vergleichen.

Die Übungen

Die Übungen

Im Folgenden zeigen wir dir 21 Übungen. Diese werden in den verschiedenen bereits vorgestellten Übungsprogrammen miteinander kombiniert. Schaue dir vor der Durchführung des jeweiligen Programms die einzelnen Übungen genau an. Mache dich mit ihnen vertraut und präge dir die Abläufe ein. Die Übungen sind nicht schwer. Jeder sollte sie unabhängig von seinem Trainingszustand ausführen können.

Die **ÜBUNGEN 1–7** richten sich an die bewusste Bewegungsansteuerung, Bewegungswahrnehmung und Beweglichkeit.

Zu wissen und zu spüren, welcher Muskel welchen Körperteil bewegt, ist genauso relevant wie die Beweglichkeit an sich. Wenn du die Muskelanspannung bei einer Bewegung spürst, ist es dir möglich, deine Bewegungen viel gezielter auszuführen. Dadurch verminderst du das Risiko von Überlastungen und wirst nicht durch eine Steifigkeit ausgebremst.

Die **ÜBUNGEN 8–11** vermitteln Bewegungskontrolle und leichte Kräftigung.

Nicht deine Kraft wird hier primär gefordert, sondern dein Nervensystem. Dieses plant und steuert die Genauigkeit und die Ausführlichkeit deiner Bewegungen. Zudem beeinflusst es deine Schmerzen. Wenn du es beruhigst (entspannst), nehmen deine Schmerzen ab.

Die **ÜBUNGEN 12–18** fördern deine Kraft und deine Koordination.

Natürlich benötigst du auch Kraft, um die Beschwerden deiner Knie zu bewältigen. Ohne Kraft erhältst du auch keine Stabilität. Beides ist nötig, um den Alltag erfolgreich zu meistern. Aber die Kraft, einen Widerstand zu überwinden, z. B. beim Treppensteigen, reicht nicht aus. Du musst deine Beine auch gezielt bewegen können (Koordination), ohne dabei das Gleichgewicht zu verlieren.

Einige der vorgestellten Übungen wirken auch auf deine Rumpfmuskulatur. Der Grund hierfür liegt in der Bedeutung dieser Muskelgruppen für die Bewältigung alltäglicher Bewegungsmuster. So merkst du z. B. beim Bücken und Aufheben von Gegenständen die Anspannung deiner Rückenmuskeln. Diese verhilft dir zu einer besseren Stabilität deines Körpers. Außerdem benötigst du bei vielen Alltagsaktivitäten eine kräftige und ausdauernde Bauchmuskulatur, z. B. ist deine Bauchmuskulatur beim langandauernden Fahrradfahren für eine aufrechte Wirbelsäulenhaltung gefragt und verhindert, dass du in ein Hohlkreuz „fällst".

Die **ÜBUNGEN 19–21** fördern deine Schnelligkeit und Schnellkraft.

Im Alltag und im Sport sind außerdem Schnelligkeit und Schnellkraft erforderlich, um zügig auf Hindernisse reagieren und diese überwinden zu können, ohne die Bewegungskontrolle und Stabilität zu verlieren. Du brauchst Schnelligkeit und Schnellkraft, um nicht nur zügig, sondern auch mit viel Kraft auf ein unvorhergesehenes Ereignis zu reagieren. Das ist beispielsweise notwendig, wenn du stolperst und mit einem Ausfallschritt einen Sturz verhinderst. Ferner tragen sie dazu bei, dass du auch während plötzlicher Bewegungen dein Kniegelenk stabilisieren kannst.

Die Variationen der **ÜBUNGEN 2–4** mit Atemtechnik sind Entspannungsübungen.

Zur Entspannung deines Nervensystems stellen wir dir Dehn- und Atemübungen vor. Mithilfe der Dehnübungen regulierst du dein Nervensystem vom Zustand der Anspannung in den Zustand der Entspannung. In der medizinischen Fachsprache heißt der für die Entspannung zuständige Teil deines Nervensystems „Parasympathikus" und der für die Anspannung zuständige Teil „Sympathikus". Wenn du dich z. B. streckst, fühlst du dich direkt danach entspannter. Um diesen Effekt zu steigern und vor allem andauernder zu gestalten, nutzen wir die entsprechenden Dehnübungen. Auch über die gezielte Atmung entspannst du dein Nervensystem, was zu einer Reduktion deiner Schmerzen führt. Im Vergleich zu anderen Funktionen des vegetativen Nervensystems, wie z. B. der Magen-Darm-Tätigkeit, ist die Atmung bewusst steuerbar (Reilly & Moore 2003, Russo et al. 2017, Stanley et al. 2013). Du kannst mit deinen Gedanken deine Atmung steuern. Genauso hat deine bewusste Atmung wiederum einen Effekt auf das Gehirn und dadurch auch auf dein gesamtes Nervensystem. Jetzt wird es etwas kompliziert: Die Herzfrequenz wird vom Sinusknoten, deinem physiologischen „Herzschrittmacher", kontrolliert (Reilly & Moore 2003). Der Sinusknoten wird wiederum vom Parasympathikus (entspannender Teil des Nervensystems) und vom Sympathikus (anspannender Teil des Nervensystems) stimuliert. Der Parasympathikus senkt die Herzfrequenz, der Sympathikus lässt sie ansteigen. Über den Nervus vagus werden die entspannenden Aktionen des Parasympathikus weitergeleitet. So erfährst du eine Abnahme deiner Herzfrequenz und beginnst, in einen entspannteren Zustand zu wechseln (Reilly & Moore 2003). Ideal dabei sind das langsame und kontrollierte Einatmen durch die Nase und das Ausatmen durch den Mund.

Für alle Übungen gilt:

- Achte auf die schmerzfreie Ausführung
- Führe die Übung in einer ruhigen Umgebung durch
- Wiederhole die Übungen so oft wie angegeben

Die Pluspunkte unseres Selbstbehandlungskonzepts

- Die Übungen der Therapieprogramme sind so konzipiert, dass sie ohne große Aufwände nahezu an jedem Ort durchführbar sind. Demnach spielt es keine Rolle, ob du dich zu Hause im Wohnzimmer, in einem Fitnessstudio oder am Arbeitsplatz befindest. Der entscheidende Vorteil für die Therapieeffektivität ist dadurch gewährleistet.
- Damit du dich selbst erfolgreich und vor allem nachhaltig therapieren kannst, musst du die Übungen regelmäßig ausführen. Es bringt dir nichts, Mitgliedsbeiträge für Rehabilitations-, Fitnessstudios oder Kursveranstaltungen zu bezahlen, die du dann einmal in der Woche besuchst.
- Der Zeitaufwand, den du für die Umsetzung der Therapieprogramme benötigen wirst, ist relativ gering. Außerdem ist kein besonderes Equipment notwendig, außer im Idealfall zwei Kurzhanteln. Dieser Punkt ist essenziell!
- Wenn du nicht in die Anschaffung von Kurzhanteln investieren möchtest, kannst du alternativ zwei gefüllte Wasserflaschen nutzen oder die Übungen ohne Hilfsmittel durchführen. Dies wäre nicht der optimale Weg, aber dennoch ausreichend.

Merke und beachte!

Nicht die einmalige Intensität einer Therapie oder eines Trainingsprogramms erzielt den Erfolg bei Kniebeschwerden, sondern die Häufigkeit, die einfache Umsetzung und die zielgerichtete Durchführung – ein Aspekt, der auch unter medizinischen Fachleuten leider manchmal vergessen wird.

1 Kniestrecken

Muskelaktivität und Bewegungsrichtung

- Strecken des Knies durch die Aktivierung der vorderen Oberschenkelmuskulatur
- Dauer: Strecken 1 Sekunde, Beugen 1 Sekunde

Spezifische Hinweise

- Bei dieser Übung kommt es auf eine kontrollierte Bewegungsausführung an – vermeide es, das Knie anzuheben oder mit dem Rücken Schwung zu holen
- Der Blick zeigt stets nach vorne
- Führe die Übung im vollen Bewegungsausmaß durch

Deine Ausgangsposition

1 Du sitzt mit aufgerichtetem Rücken auf einem Stuhl. Deine Füße befinden sich unterhalb der Kniegelenke, sodass die Knie im 90°-Winkel gebeugt sind. 2 Drücke die rechte Ferse in den Boden und ziehe die rechten Zehenspitzen hoch. 3 Dein Blick zeigt stets nach vorne.

Deine Bewegungsausführung

4 Strecke das rechte Knie und hebe deinen Fuß so weit an, wie es schmerzfrei möglich ist. 5 Ziehe dabei die rechten Zehenspitze zur Nase heran. Führe anschließend den Fuß in die Ausgangsposition zurück. Wiederhole die Übung auf der linken Seite.

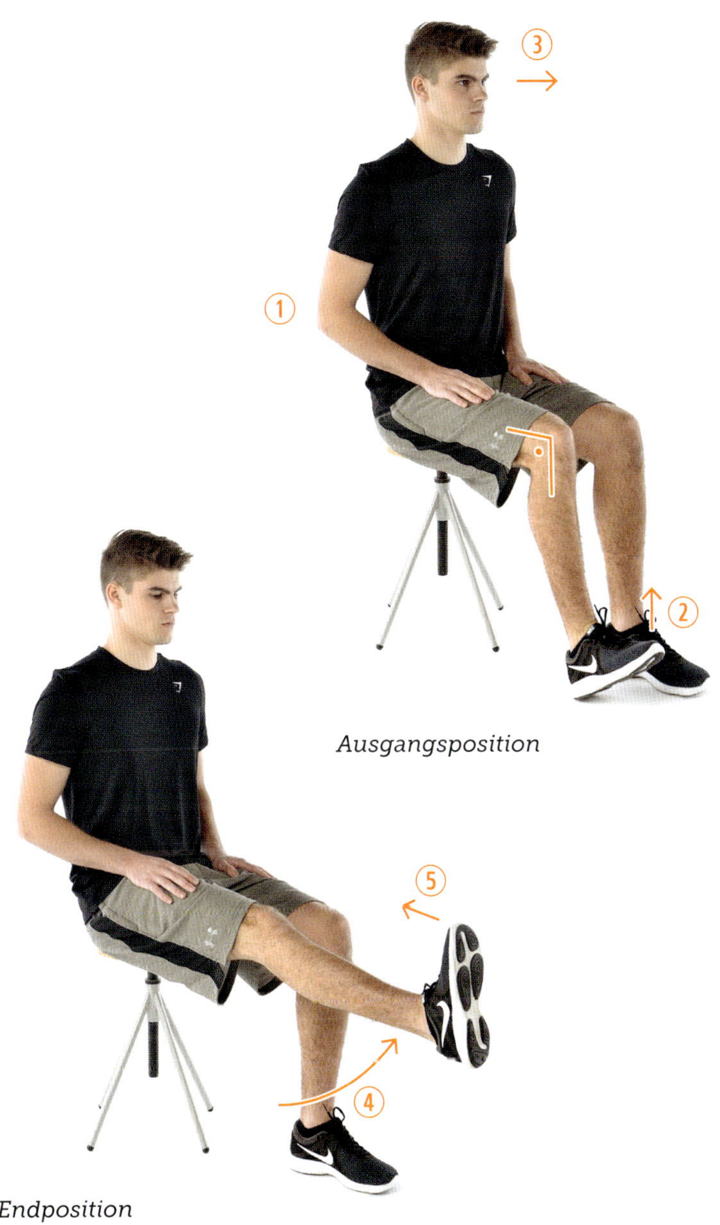

Ausgangsposition

Endposition

2 Dehnung der Kniebeuger

Muskelaktivität und Bewegungsrichtung

- → Dehnung der Kniebeugemuskulatur durch die Streckung des Knie- und Beugung des Hüftgelenks
- → Dauer: Dehnposition für 30 Sekunden auf jeder Seite halten
- → Atme bewusst ca. 5 Sek. langsam durch die Nase ein und ca. 5 Sek. durch den Mund aus. Beim Ausatmen kannst du das Knie weiter strecken oder deinen Oberschenkel zu dir heranziehen

Spezifische Hinweise

- → Falls das Umgreifen des Oberschenkels schwerfällt, lege ein gefaltetes Handtuch wie eine Schlaufe um deine Oberschenkelrückseite und greife die Enden des Handtuchs. Ziehe das Handtuch zu dir heran, um die Dehnung zu verstärken
- → Steigere die Intensität der Dehnung schrittweise mit der Ausatmung
- → Nutze die Atemtechnik, falls diese im Übungsprogramm empfohlen wird

Deine Ausgangsposition

1 Du beginnst in Rückenlage. 2 Stelle den linken Fuß auf. 3 Hebe das linke Knie an und umgreife den Oberschenkel mit beiden Händen. 4 Drücke das rechte Bein während der gesamten Übung nach unten in die Matte.

Deine Bewegungsausführung

5 Strecke das linke Knie so weit wie möglich durch, sodass die linke Fußsohle zur Decke zeigt. 6 Um die Dehnung zu verstärken, kannst du die Zehen zum Gesicht und das linke Bein zu dir heranziehen. Halte die Dehnung für 30 Sekunden.

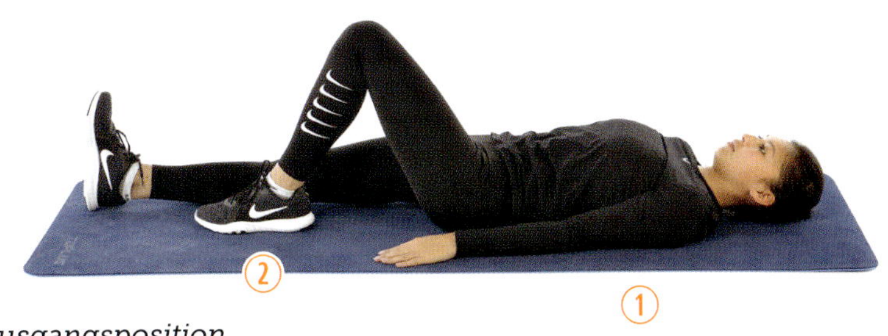

Ausgangsposition

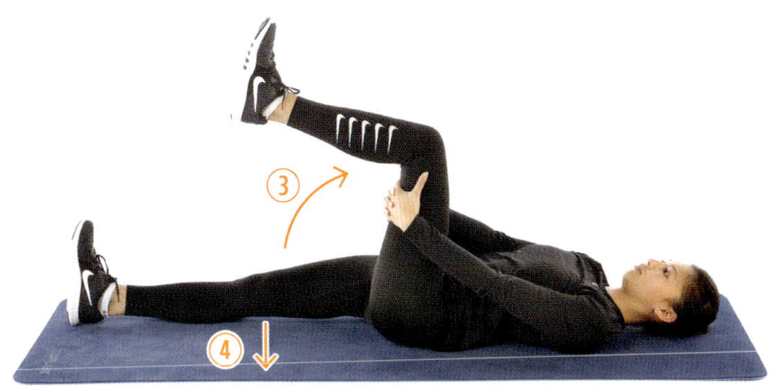

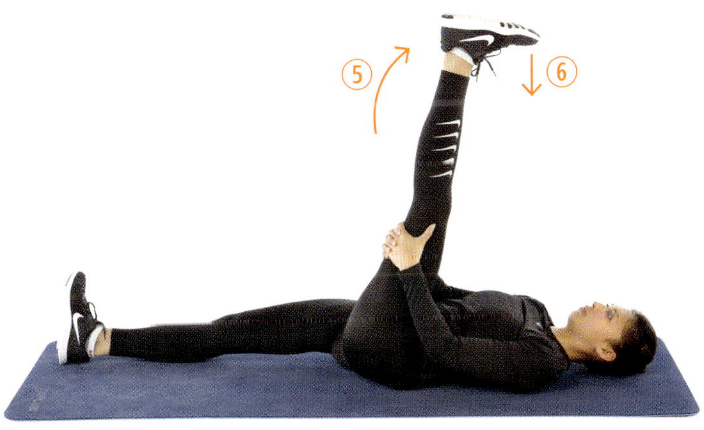

Endposition

3 Dehnung der Kniestrecker

Muskelaktivität und Bewegungsrichtung

- Dehnung der Kniestrecker durch Beugung des Knie- und Streckung des Hüftgelenks
- Dauer: Dehnposition für 30 Sekunden auf jeder Seite halten
- Atme bewusst ca. 5 Sekunden langsam durch die Nase ein und ca. 5 Sekunden durch den Mund aus. Verstärke die Dehnung beim Ausatmen, indem du den Fuß näher zu dir heranziehst

Spezifische Hinweise

- Bei dieser Übung ist eine kontrollierte Bewegungsausführung wichtig – vermeide es, den Oberkörper zu einer Seite zu drehen
- Falls das Umgreifen des Fußes schwerfällt, lege ein gefaltetes Handtuch wie eine Schlaufe um dein Sprunggelenk und greife die Enden des Handtuchs
- Nutze die Atemtechnik, falls diese im Übungsprogramm empfohlen wird

Deine Ausgangsposition

❶ Du beginnst in Bauchlage. ❷ Lege die Stirn auf den linken Handrücken ab. ❸ Beuge dein rechtes Knie so weit, wie es schmerzfrei möglich ist und umgreife das Sprunggelenk mit der rechten Hand.

Deine Bewegungsausführung

❹ Ziehe den rechten Fuß zum Gesäß heran, sodass ein Dehnzug auf der Oberschenkelvorderseite spürbar ist. Halte die Dehnung für 30 Sekunden und wiederhole danach die Übung mit dem linken Bein.

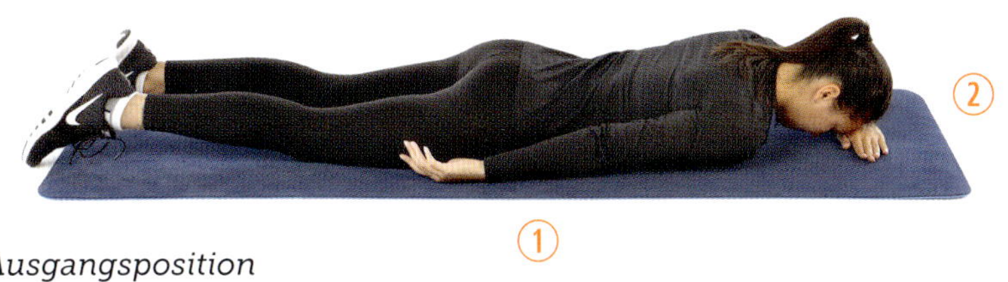

Ausgangsposition

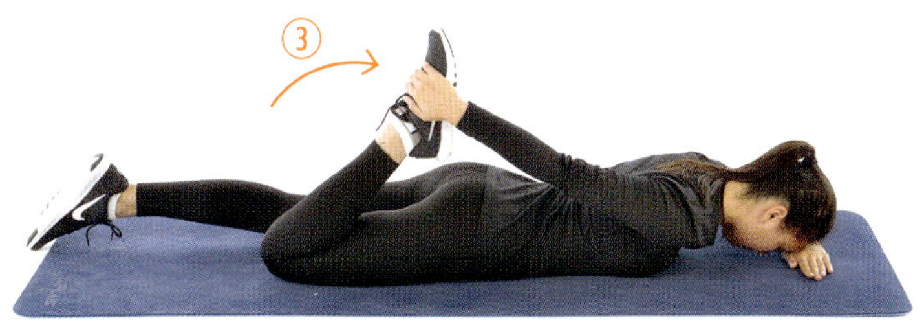

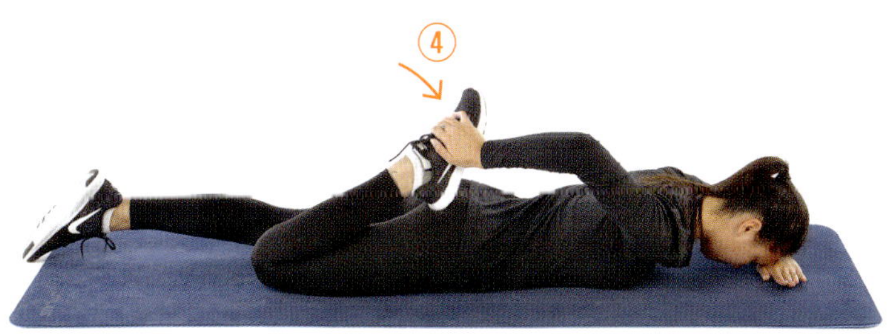

Endposition

4 Dehnung der Gesäßmuskulatur

Muskelaktivität und Bewegungsrichtung

- Dehnung der Gesäßmuskulatur durch Beugung und Außenrotation der Hüfte
- Dauer: Dehnposition für 30 Sekunden auf jeder Seite halten
- Atme bewusst ca. 5 Sekunden langsam durch die Nase ein und ca. 5 Sekunden durch den Mund aus. Verstärke die Dehnung beim Ausatmen, indem du die Hüfte weiter zum Boden herabsenkst und deinen Oberkörper nach vorne neigst

Spezifische Hinweise

- Ein leichtes „Ziehen" in deiner Gesäß- und seitlichen Oberschenkelmuskulatur kann spürbar sein, sollte allerdings keine Schmerzen hervorrufen
- Nutze die Atemtechnik, falls diese im Programm empfohlen wird

Deine Ausgangsposition

1 Du beginnst in Liegestützposition. 2 Führe das rechte Knie nach vorne und den rechten Fuß so weit wie möglich zur linken Hand. Lege anschließend die Außenseite deines rechten Unter- und Oberschenkels auf der Matte ab.

Deine Bewegungsausführung

3 Verlagere dein Gewicht gleichmäßig auf beide Hüftseiten, sodass beide Oberschenkel auf dem Boden liegen. 4 Um die Dehnung zu verstärken, neige zusätzlich den Oberkörper nach vorne. Halte die Dehnung für 30 Sekunden und wiederhole die Übung mit dem linken Bein.

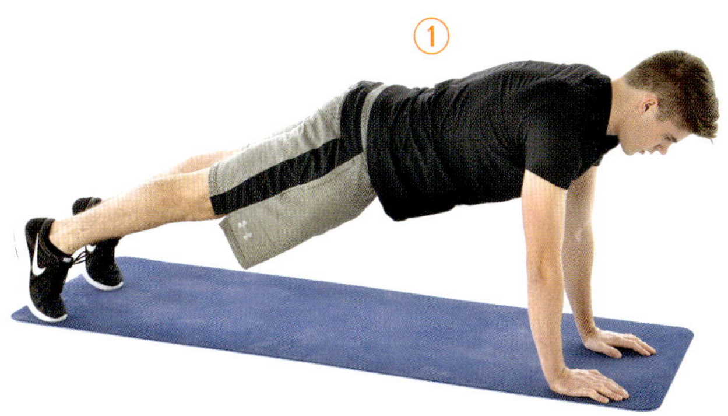

Ausgangsposition

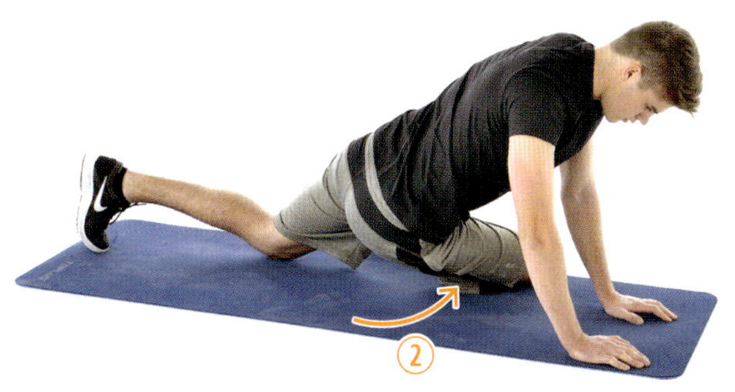

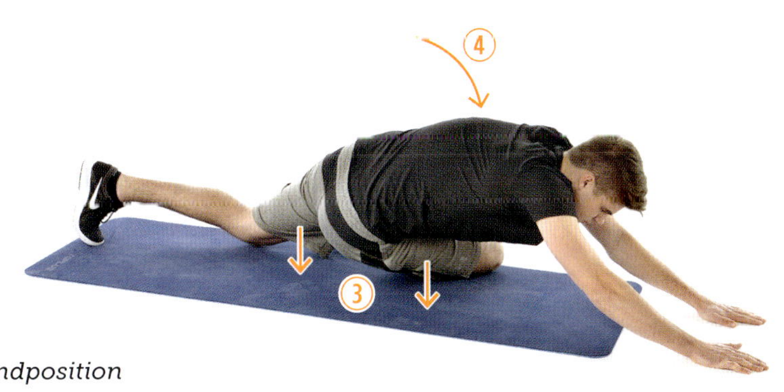

Endposition

5 Kniebeuge mit Anfersen

Muskelaktivität und Bewegungsrichtung

- → Beugen und Strecken des Knie- und Hüftgelenks durch Aktivierung der vorderen Oberschenkel- und der Gesäßmuskulatur
- → Dauer: Beugen 1 Sekunde, Aufrichten 1 Sekunde, Anfersen 1 Sekunde

Spezifische Hinweise

- → Bei dieser Übung ist es wichtig, die Position deiner Kniegelenke zu kontrollieren. Nutze hierfür einen Spiegel und prüfe, ob sich die Kniegelenke auf einer senkrechten Linie oberhalb der Füße befinden, um eine X-Beinstellung zu vermeiden
- → Versuche weiter in die tiefe Kniebeuge zu kommen, bis sich das Gesäß knapp oberhalb des Kniegelenks befindet

Deine Ausgangsposition

❶ Du beginnst im aufrechten Stand. ❷ Deine Füße stehen schulterbreit auseinander und die Zehen sind leicht nach außen rotiert. ❸ Die Arme sind auf Schulterhöhe nach vorne ausgestreckt.

Deine Bewegungsausführung

Phase 1: ❹ Beuge deine Knie und verlagere dabei das Gesäß nach hinten. ❺ Neige den Oberkörper mit geradem Rücken nach vorne. Achte darauf, dass die Knie weder nach innen noch nach außen zu den Seiten abweichen.
Phase 2: ❻ Richte dich anschließend in die Ausgangsposition auf und ziehe deine linke und rechte Ferse nacheinander zum Gesäß heran. Beginne danach die Übung von Neuem.

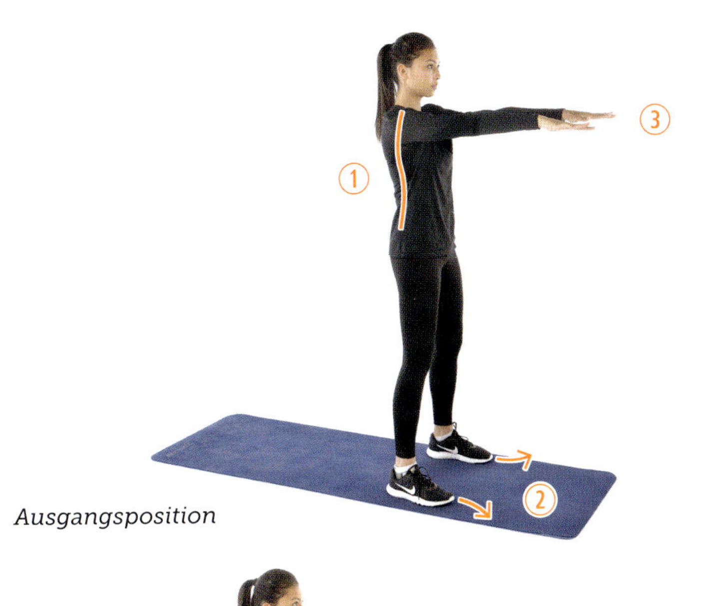

Ausgangsposition

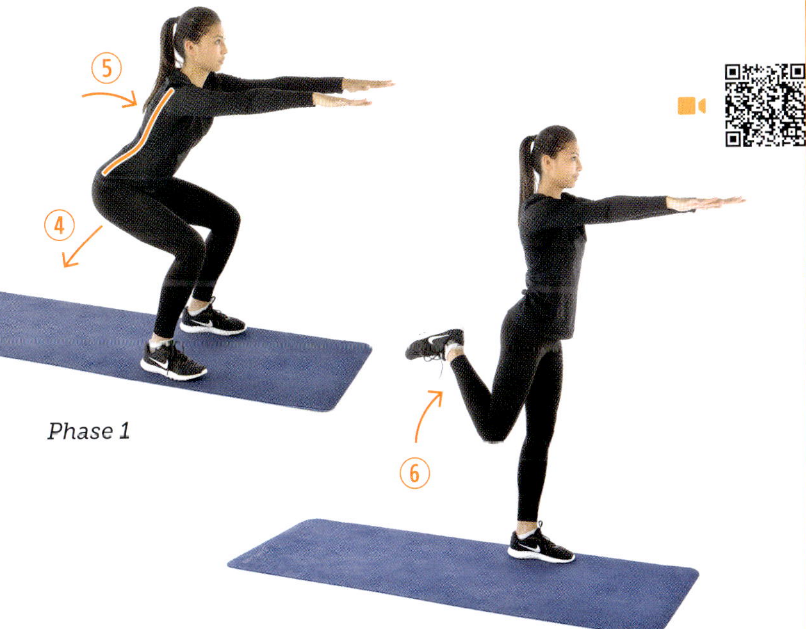

Phase 1

Phase 2

6 Unterschenkeldrehen

Muskelaktivität und Bewegungsrichtung

- Rotation des Unterschenkels durch Aktivierung der vorderen und rückseitigen Oberschenkel- sowie Wadenmuskulatur. Diese Übung fordert die Koordination sämtlicher Muskeln, die das Kniegelenk umgeben
- Dauer: Kreisen im Uhrzeigersinn 2 Sekunden, Kreisen gegen den Uhrzeigersinn 2 Sekunden

Spezifische Hinweise

- Bei dieser Übung ist eine kontrollierte Bewegungsausführung wichtig – die Hüfte sollte sich nicht mitbewegen

Deine Ausgangsposition

1 Du sitzt auf einem Stuhl und deine Füße stehen hüftbreit auseinander auf dem Boden. 2 Die Füße befinden sich unterhalb der Kniegelenke. 3 Ziehe die rechten Zehenspitzen während der gesamten Übung nach oben zur Decke.

Deine Bewegungsausführung

4 Hebe den rechten Fuß ca. 5 cm vom Boden an. 5 Drehe danach den rechten Unterschenkel im Uhrzeigersinn, als wolltest du mit den Zehenspitzen einen Kreis zeichnen. Deine Zehenspitzen bleiben dabei stets zur Decke nach oben gezogen. Wiederhole die Übung danach mit dem linken Bein.

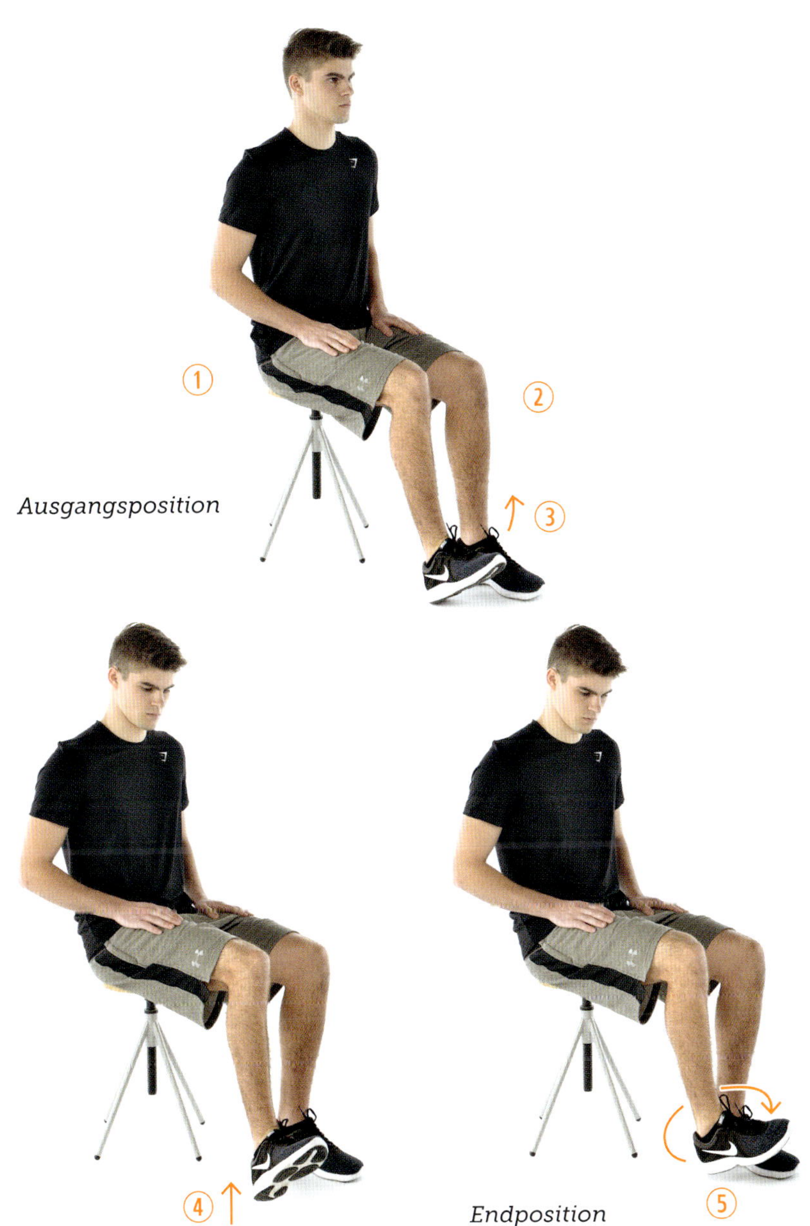

Ausgangsposition

Endposition

7 Twist

Muskelaktivität und Bewegungsrichtung

- → Rotation des Kniegelenks nach außen durch die Aktivierung der Kniebeuge- und der seitlichen Oberschenkelmuskulatur
- → Dauer: Beckenschwung nach rechts 1 Sekunde, Beckenschwung nach links 1 Sekunde

Spezifische Hinweise

- → Achte darauf, dass deine Füße während der gesamten Übung parallel zueinander ausgerichtet und deine Knie sanft gebeugt sind

Deine Ausgangsposition

1 Du beginnst im hüftbreiten Stand. 2 Deine Füße stehen parallel zueinander und 3 deine Kniegelenke sind leicht gebeugt. 4 Mit den Händen umgreifst du deine Taille.

Deine Bewegungsausführung

Phase 1: 5 Schwinge die Hüfte auf einem Halbkreis nach links. 6 Beuge dabei dein rechtes Knie und führe es ca. 5 cm nach links. 7 Das linke Bein ist gestreckt. 8 Achte darauf, dass deine Füße weiterhin parallel zueinanderstehen.
Phase 2: 9 Rotiere anschließend die Hüfte in einem großen Halbkreis zur rechten Seite. 10 Beuge dabei dein linkes Knie und strecke das rechte Bein. Starte danach die Wiederholung.

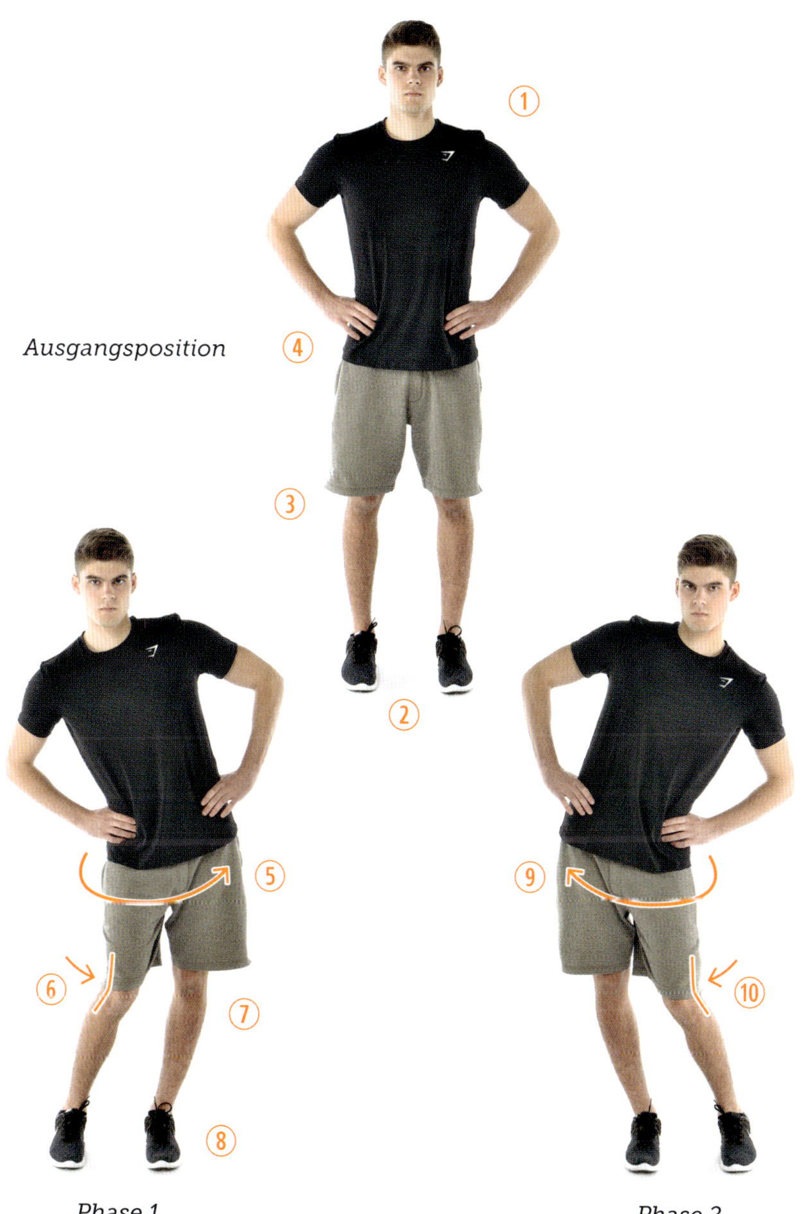
Ausgangsposition
1
2
3
4
5
6
7
8
9
10
Phase 1
Phase 2

8 Brücke

Muskelaktivität und Bewegungsrichtung

- → Hüft- und Rückenstreckung durch Aktivierung der Gesäßmuskulatur sowie der Rücken- und Kniestrecker
- → Halte die nach oben gestreckte Beckenposition für den im Übungsprogramm angegebenen Zeitraum [Abb. *Endposition*]
- → Dauer: Anheben 1 Sekunde, Absenken 1 Sekunde

Spezifische Hinweise

- → Achte auf deine Kniestellung und vermeide das Abweichen der Kniegelenke nach innen oder außen während der Beckenhebung
- → Dein Blick zeigt stets zur Decke
- → Die Übung wird herausfordernder, je höher du das Becken anhebst

Deine Ausgangsposition

❶ Du beginnst in Rückenlage. ❷ Die Arme liegen neben deinem Oberkörper auf der Matte und die Handflächen zeigen zum Boden. ❸ Stelle deine Füße hüftbreit auf, sodass sich die Fersen ca. 5 cm vor deinen Kniegelenken befinden (ca. 100°-Kniebeugung). ❹ Drücke die Fersen nach unten in die Matte.

Deine Bewegungsausführung

❺ Hebe das Becken an, bis sich Kniegelenke, Becken und Schultern auf einer geraden Linie befinden. ❻ Spanne dabei deine Oberschenkelrückseite an, als wolltest du die Fersen zu dir heranziehen, ohne jedoch diese zu bewegen. Achte darauf, dass deine Kniegelenke nicht nach innen oder außen abweichen. Senke anschließend deine Hüfte langsam bis knapp über den Boden herab und starte die Wiederholung.

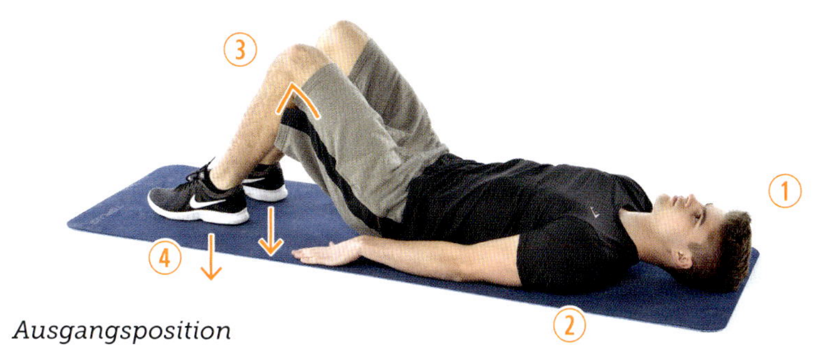

Ausgangsposition

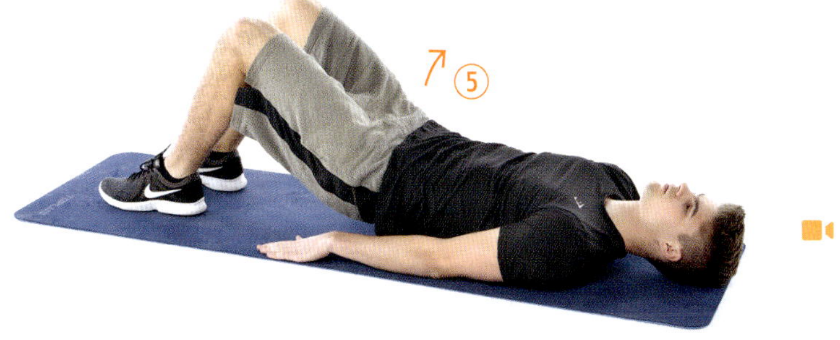

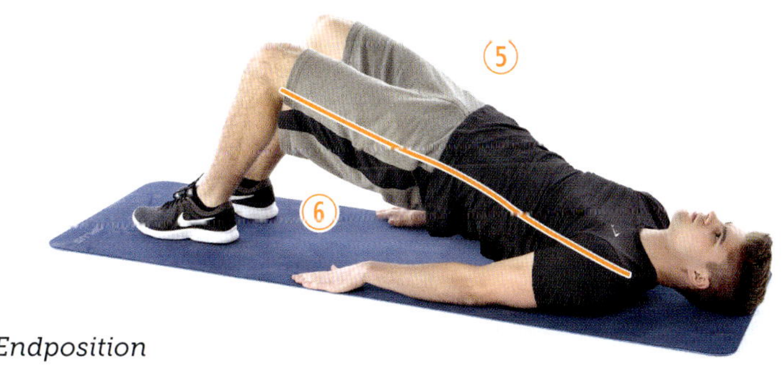

Endposition

9 Einbeinige Brücke

Muskelaktivität und Bewegungsrichtung

- Hüft- und Rückenstreckung durch Aktivierung der Gesäßmuskulatur sowie der Rücken- und Kniestrecker
- Halte die nach oben gestreckte Beckenposition für den im Übungsprogramm angegebenen Zeitraum [Abb. *Endposition*]
- Dauer: Anheben 1 Sekunde, Absenken 1 Sekunde

Spezifische Hinweise

- Achte darauf, beide Beckenseite gleichmäßig anzuheben
- Der Blick zeigt stets zur Decke
- Falls dir die Übung schwerfällt, kannst du das Knie des angehobenen Beins während der Übung leicht beugen

Deine Ausgangsposition

1 Du beginnst Rückenlage. 2 Die Arme liegen auf der Matte und die Handflächen zeigen zum Boden. 3 Stelle den rechten Fuß auf, sodass sich die Ferse ca. 5 cm vor dem Kniegelenk befindet (ca. 100°-Kniebeugung). 4 Drücke die rechte Ferse in den Boden und hebe das linke Bein ca. 5 cm von der Matte an.

Deine Bewegungsausführung

5 Hebe dein Becken und das linke gestreckte Bein an, bis sich deine Kniegelenke, Becken und Schultern auf einer geraden Linie befinden. Im Idealfall befinden sich das rechte und linke Knie auf gleicher Höhe. Senke anschließend dein Becken und das linke Bein bis knapp über den Boden herab und starte die Wiederholung. Beginne danach die Übung auf der anderen Seite.

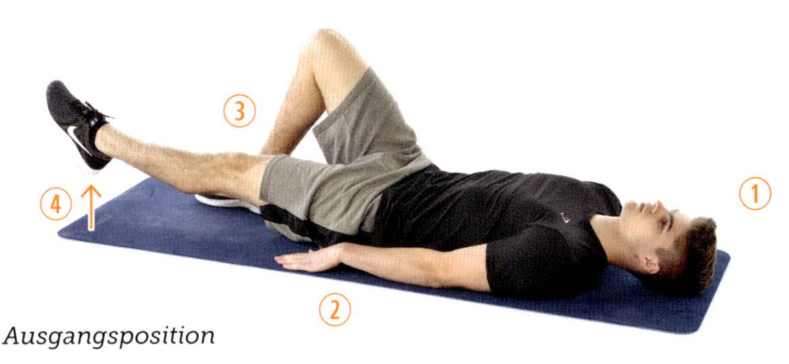

Ausgangsposition

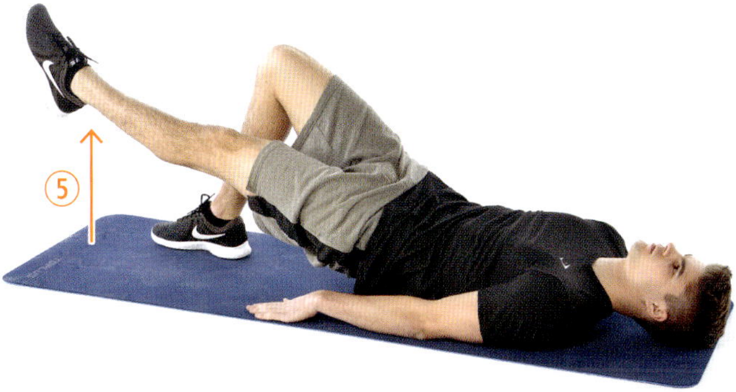

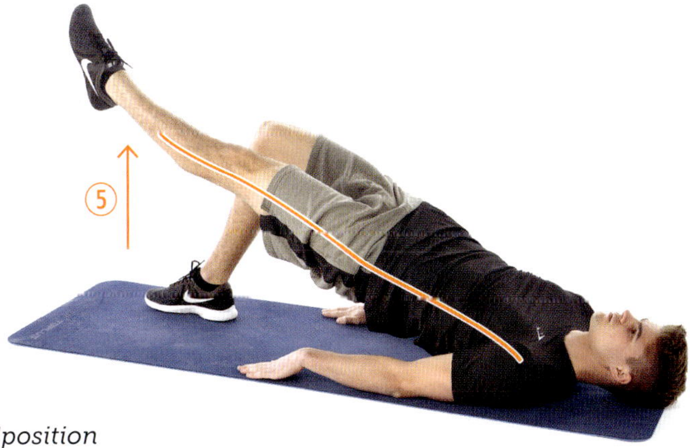

5

5

Endposition

10 Tiefer Sitz

Muskelaktivität und Bewegungsrichtung

- → Knie- und Hüftstreckung durch die Aktivierung der Knie- und Hüftstrecker sowie Stabilisation der Wirbelsäule durch statische Aktivierung der Rumpfmuskulatur
- → Dauer: Absetzen 2 Sekunde, Aufrichten 1 Sekunde

Spezifische Hinweise

- → Vermeide eine X-Beinstellung während des Absetzens. Um deine Kniestellung zu prüfen, kannst du einen Spiegel nutzen
- → Die Übung wird herausfordernder, je tiefer die Sitzfläche ist. Zu Beginn sollte die Sitzfläche ca. 50 cm hoch sein. Falls die Übung schwerfällt, erhöhe die Sitzfläche durch Kissen

Deine Ausgangsposition

1 Du beginnst im Sitz auf einem Stuhl. 2 Deine Füße stehen schulterbreit auseinander und die Zehen sind leicht nach außen rotiert. 3 Strecke die Arme auf Schulterhöhe nach vorne aus. 4 Dein Blick zeigt stets nach vorne.

Deine Bewegungsausführung

Phase 1: 5 Neige den Oberkörper mit geradem Rücken weit nach vorne, um dein Gewicht auf die Füße zu verlagern. Sobald die Füße dein Gewicht tragen, 6 drücke die Füße kraftvoll in den Boden und richte dich in den Stand auf. Achte beim Aufstehen auf die Kniestellung und vermeide es, in eine X-Beinstellung abzuweichen.
Phase 2: 7 Verlagere anschließend das Gesäß nach hinten und 8 neige dabei den Oberkörper nach vorne. Beuge die Knie, bis du die Sitzfläche berührst und starte die Wiederholung.

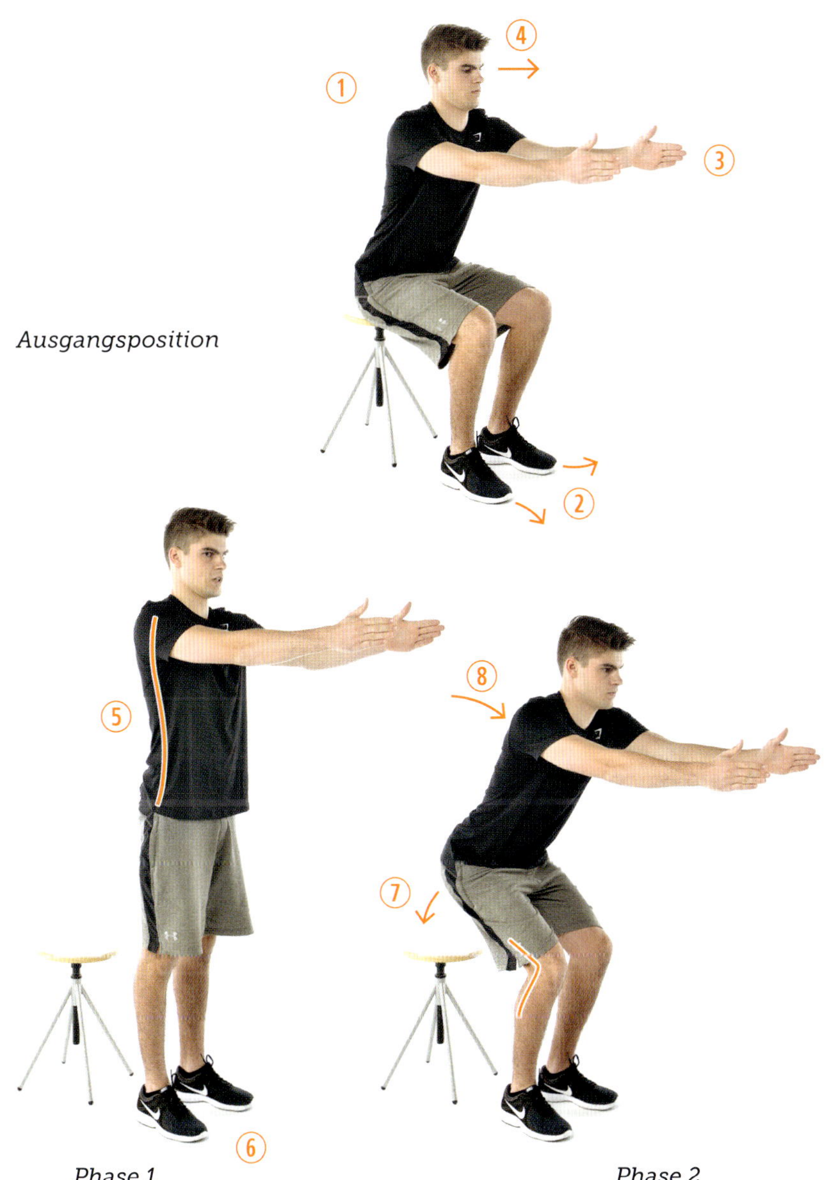

Ausgangsposition

Phase 1

Phase 2

11 Klassische Kniebeuge

Muskelaktivität und Bewegungsrichtung

- → Knie- und Hüftstreckung durch die Aktivierung der Knie- und Hüftstrecker sowie Stabilisation der Wirbelsäule durch statische Aktivierung der Rumpfmuskulatur
- → Halte die tiefste Position (ca. 100°-Kniebeugung) für den im Übungsprogramm angegebenen Zeitraum [Abb. *Endposition*]
- → Dauer: Absenken 1 Sekunde, Aufrichten 1 Sekunde

Spezifische Hinweise

- → Halte die Körperspannung, indem du den Bauchnabel nach innen zur Wirbelsäule ziehst und auf einen geraden Rücken achtest
- → Achte auf deine Kniestellung und vermeide das Abweichen der Kniegelenke nach innen oder außen während der Kniebeuge. Achte außerdem darauf, deine Knie nicht zu weit nach vorne über den Mittelfuß zu verlagern. Mithilfe eines Spiegels fällt es leichter, die Kniegelenksposition zu überprüfen

Deine Ausgangsposition

❶ Du beginnst im schulterbreiten Stand. ❷ Deine Zehen sind dabei leicht nach außen rotiert. ❸ Der Blick zeigt nach vorne und ❹ die Arme sind auf Brusthöhe nach vorne ausgestreckt.

Deine Bewegungsausführung

❺ Verlagere dein Gesäß nach hinten und ❻ neige den Oberkörper mit geradem Rücken nach vorne. ❼ Beuge die Knie, bis sich das Gesäß auf Höhe der Kniegelenke befindet. Falls die tiefe Kniebeuge schmerzhaft ist, beuge die Knie bis zur Schmerzgrenze. Richte dich danach in die Ausgangsposition auf und starte die Wiederholung.

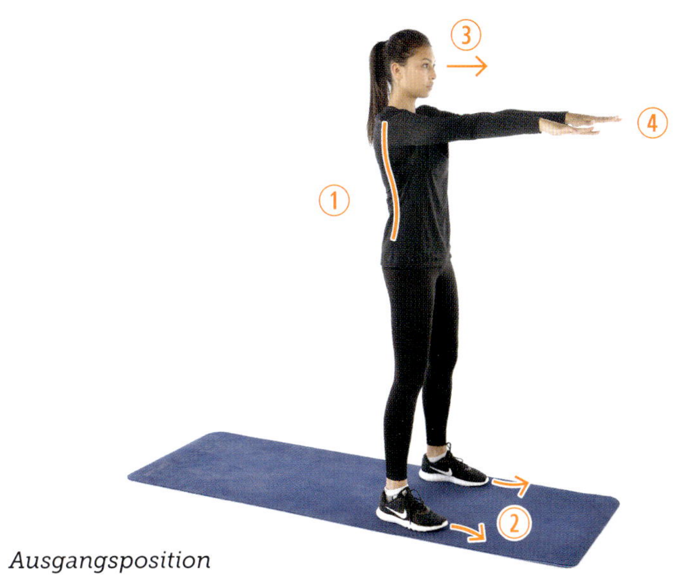

Ausgangsposition

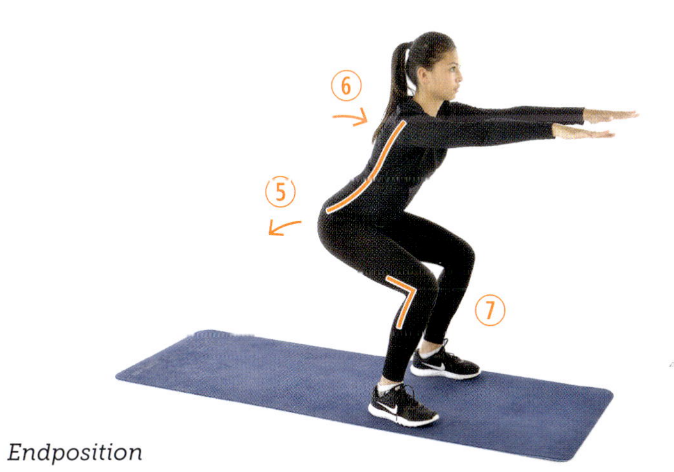

Endposition

12 Ausfallschritt

Muskelaktivität und Bewegungsrichtung

- → Hüft- und Kniestreckung durch Aktivierung der Oberschenkel- und Gesäßmuskulatur sowie Stabilisation der Wirbelsäule durch die statische Aktivierung der Rumpfmuskulatur
- → Halte die Ausfallschrittposition für den im Übungsprogramm angegebenen Zeitraum [Abb. *Endposition*]
- → Dauer: Absenken 2 Sekunden, Aufrichten 1 Sekunde

Spezifische Hinweise

- → Die Übung wird herausfordernder, indem du die Hände vor deiner Brust zusammenführst und in dieser Position hältst
- → Zu Beginn bestimmst du selbst, wie weit du dein Knie nach unten senkst
- → Achte auf eine kontrollierte Bewegungsausführung und vermeide das Abweichen des Kniegelenks nach innen oder außen

Deine Ausgangsposition

❶ Du beginnst im hüftbreiten Stand. ❷ Die Arme sind auf Schulterhöhe zu den Seiten ausgestreckt und ❸ dein Blick zeigt nach vorne.

Deine Bewegungsausführung

❹ Setze den rechten Fuß mit einem großen Schritt nach vorne. ❺ Beuge die Knie und ❻ senke den Rumpf nach unten ab. Stoppe die Bewegung, kurz bevor dein rechtes Knie den Boden berührt. Drücke dich anschließend mit beiden Beinen ab und setze den rechten Fuß mit einem großen Schritt in die Ausgangsstellung nach hinten. Wiederhole die Übung mit dem linken Bein.

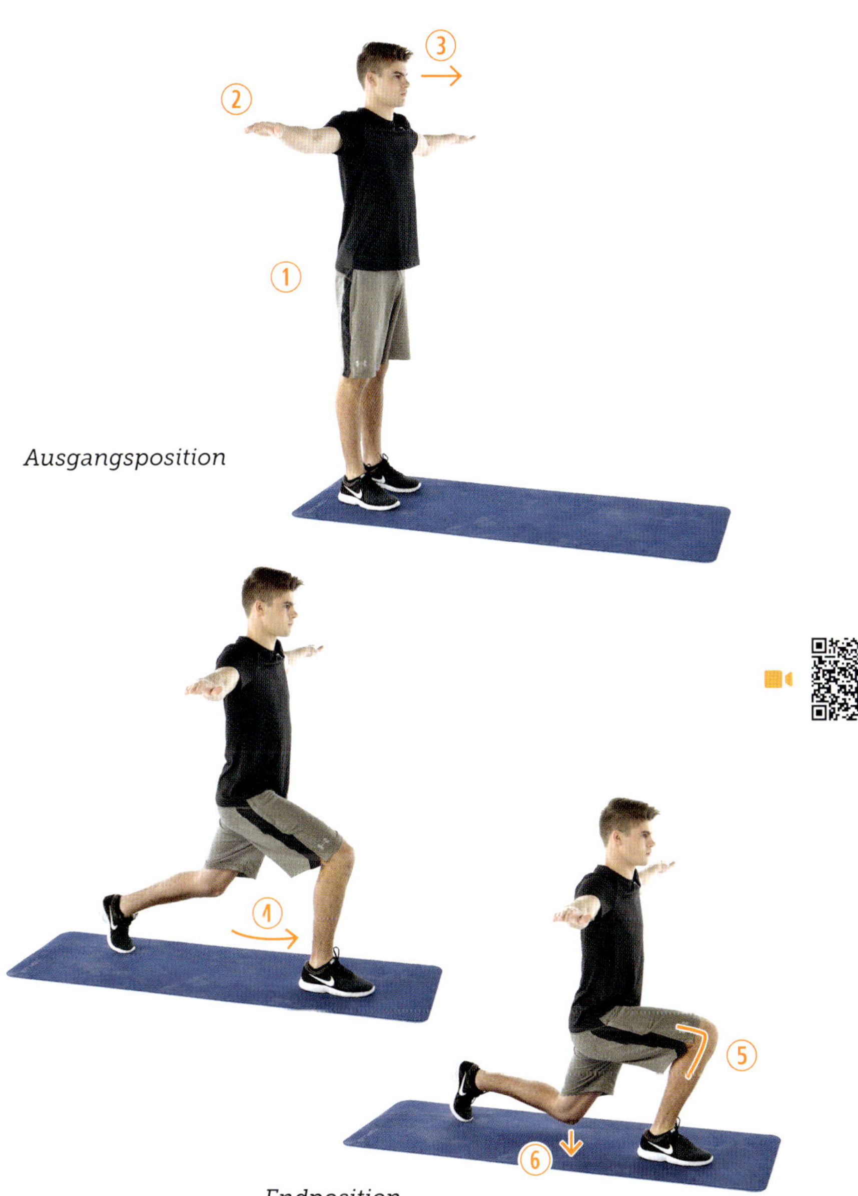

Ausgangsposition

Endposition

13 Seitlicher Ausfallschritt

Muskelaktivität und Bewegungsrichtung

- Abspreizen und Heranführen der Beine durch Aktivierung der Gesäß- und der seitlichen Oberschenkelmuskulatur
- Halte die seitliche Ausfallschrittposition für den im Übungsprogramm angegebenen Zeitraum [Abb. *Endposition*]
- Dauer: Seitwärtsschritt 2 Sekunde, Aufrichten 1 Sekunde

Spezifische Hinweise

- Zu Beginn bestimmst du selbst, wie weit du deine Knie beugst. Falls die Übung schwerfällt, verkleinere die Schrittlänge oder reduziere die Kniebeugung
- Achte auf eine kontrollierte Bewegungsausführung und vermeide das Abweichen des Kniegelenks nach innen oder außen
- Dein Blick zeigt stets nach vorne

Deine Ausgangsposition

(1) Du beginnst im hüftbreiten Stand. (2) Deine Arme sind auf Schulterhöhe nach vorne ausgestreckt und (3) der Blick zeigt nach vorne.

Deine Bewegungsausführung

(4) Setze den rechten Fuß mit einem großen Schritt (ca. 1 m) zur rechten Seite. (5) Achte darauf, dass die Fußkanten parallel zueinanderstehen. (6) Verlagere das Gesäß nach hinten und neige deinen Oberkörper mit geradem Rücken nach vorne. (7) Beuge das rechte Knie, bis sich das Gesäß knapp oberhalb des Kniegelenks befindet. Drücke dich danach mit dem rechten Bein ab und setze den rechten Fuß mit einem großen Schritt zurück in die Ausgangsstellung. Wiederhole die Übung und wechsle danach die Seite.

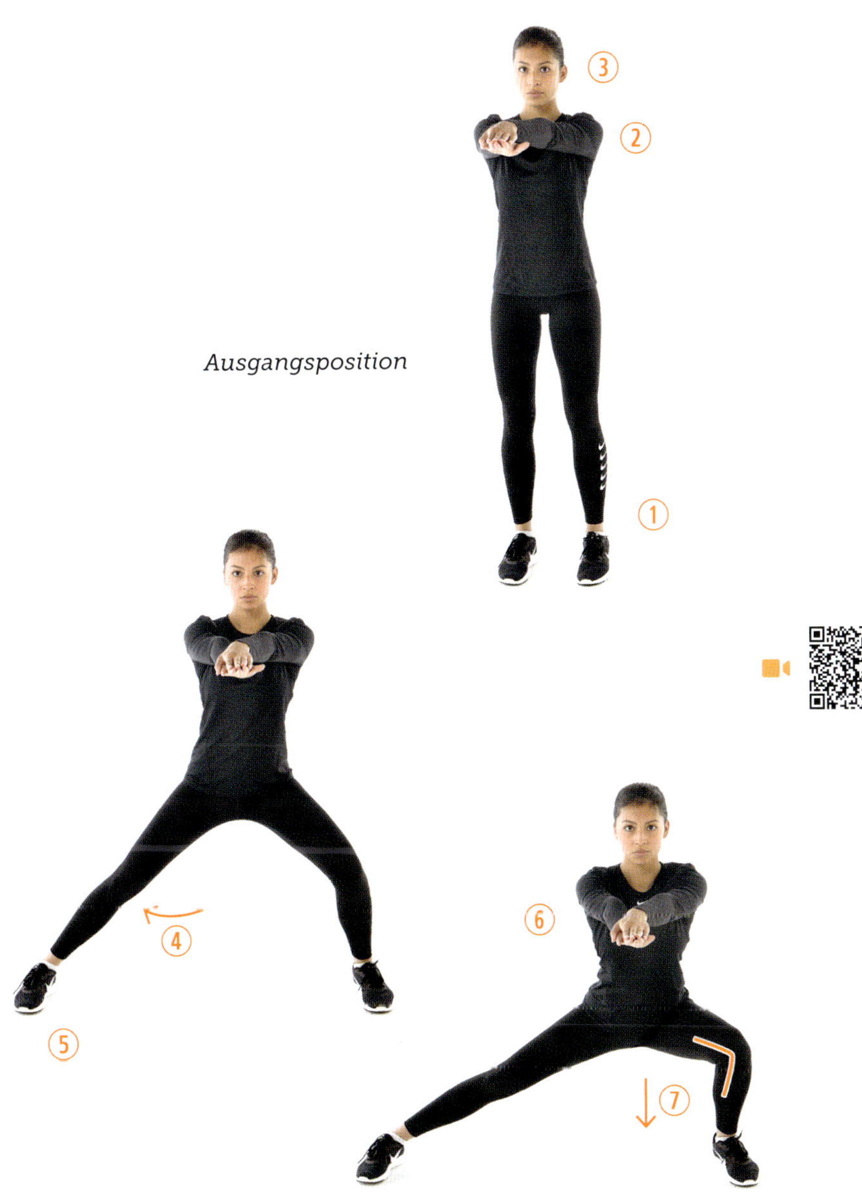

Ausgangsposition

Endposition

14 Gekreuzter Ausfallschritt

Muskelaktivität und Bewegungsrichtung

- Streckung und Rotation des Knie- und Hüftgelenks durch die Aktivierung der Gesäßmuskulatur sowie der seitlichen und vorderen Oberschenkelmuskulatur
- Dauer: Kreuzschritt 2 Sekunden, Aufrichten 1 Sekunde

Spezifische Hinweise

- Zu Beginn bestimmst du selbst, wie weit du dein Knie nach unten senkst
- Achte auf eine kontrollierte Bewegungsausführung und vermeide das Gleiten des vorderen Kniegelenks zu weit nach vorne über den Mittelfuß. Hierfür kannst du die Schrittlänge vergrößern
- Dein Blick zeigt stets nach vorne

Deine Ausgangsposition

1 Du beginnst im hüftbreiten Stand. 2 Die Arme sind auf Schulterhöhe zu den Seiten ausgestreckt und 3 dein Blick zeigt nach vorne.

Deine Bewegungsausführung

4 Setze den rechten Fuß mit einem großen Schritt nach hinten und zur linken Seite, sodass er sich links von deinem linken Fuß befindet. 5 Beuge deine Knie und senke den Rumpf nach unten ab. Stoppe die Bewegung kurz vor dem Bodenkontakt. Drücke dich anschließend kraftvoll mit den Beinen ab und setze den rechten Fuß mit einem großen Schritt nach vorne in die Ausgangsstellung. Beginne mit der Wiederholung und wechsle anschließen die Seite.

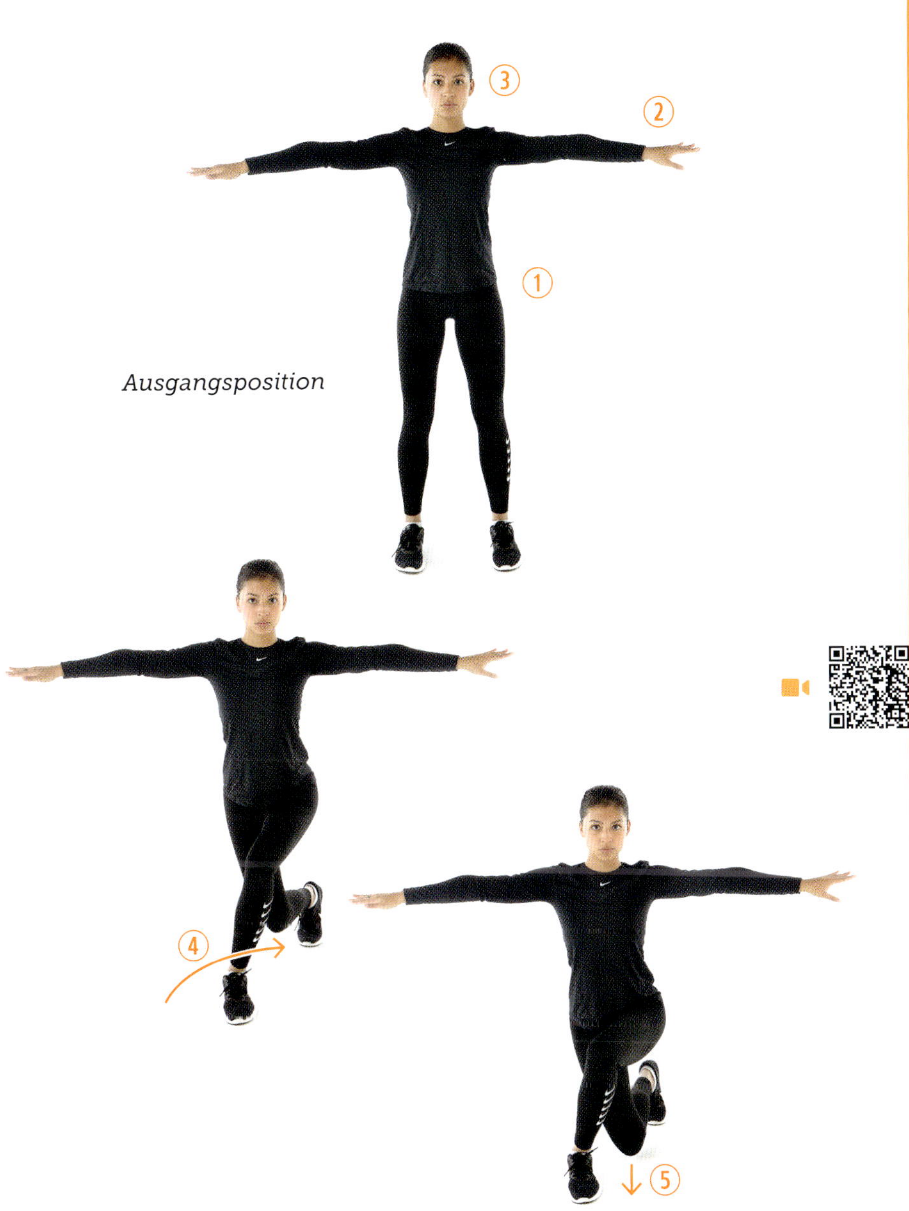

Ausgangsposition

Endposition

15 Kombinierter Ausfallschritt

Muskelaktivität und Bewegungsrichtung

- → Streckung und Rotation des Knie- und Hüftgelenks sowie Abspreizen der Beine durch die Aktivierung der Gesäß-, der seitlichen und vorderen Oberschenkelmuskulatur
- → Dauer: Seitwärtsschritt 2 Sekunden, Kreuzschritt 2 Sekunden

Spezifische Hinweise

- → Achte auf eine kontrollierte Bewegungsausführung und vermeide das Gleiten des vorderen Kniegelenks zu weit nach vorne über den Mittelfuß

Deine Ausgangsposition

❶ Du beginnst im hüftbreiten Stand. ❷ Deine Arme sind auf Schulterhöhe nach vorne ausgestreckt. ❸ Der Blick zeigt nach vorne.

Deine Bewegungsausführung

Phase 1: ❹ Setze den rechten Fuß mit einem großen Schritt zur rechten Seite. ❺ Achte darauf, dass die Fußkanten parallel zueinanderstehen. ❻ Neige den Oberkörper nach vorne und ❼ beuge die Knie, bis sich das Gesäß knapp oberhalb des Knies befindet.
Phase 2: Drücke dich kraftvoll ab und ❽ setze den rechten Fuß mit einem großen Schritt nach hinten und zur linken Seite in den gekreuzten Ausfallschritt. ❾ Strecke dabei die Arme seitlich aus.
❿ Beuge die Knie und senke den Rumpf nach unten ab. Stoppe die Bewegung kurz vor Bodenkontakt. Drücke dich danach ab und setze den rechten Fuß erneut zur rechten Seite, um mit der Wiederholung zu beginnen. Wechsle anschließend die Seite.

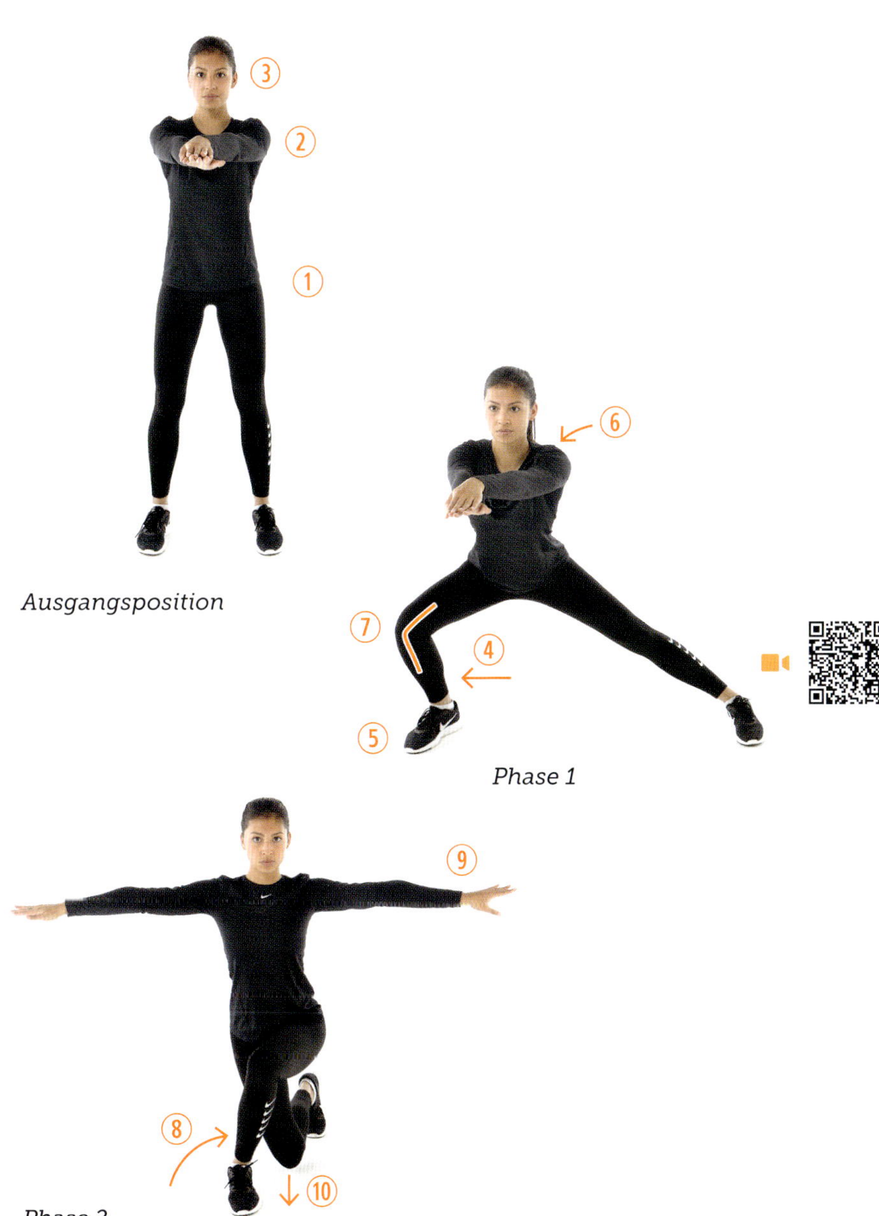
3
2
1
Ausgangsposition
6
7
4
5
Phase 1
9
8
10
Phase 2

16 Kniebeuge mit Ballwurf

Muskelaktivität und Bewegungsrichtung

- → Strecken der Hüft- sowie Kniegelenke durch Aktivierung der Knie- und Hüftstreckmuskulatur sowie Stabilisation deiner Wirbelsäule durch statische Aktivierung der Rumpfmuskulatur
- → Dauer: Beugen 1 Sek., Ballwurf 2 Sek., Aufrichten 1 Sek.

Spezifische Hinweise

- → Halte deine Körperspannung, indem du deinen Bauchnabel nach innen zur Wirbelsäule ziehst und auf einen geraden Rücken achtest
- → Vermeide das Abweichen der Kniegelenke nach innen oder außen
- → Für die Übung benötigst du einen mittelschweren Ball. Alternativ kannst du eine gefüllte Wasserflasche mit beiden Händen vor deiner Brust halten und die Arme nach vorne ausstrecken, während du die Knie beugst

Deine Ausgangsposition

(1) Du beginnst im schulterbreiten Stand. (2) Der Blick zeigt stets nach vorne. (3) Du hältst den Ball nahe an deiner Brust.

Deine Bewegungsausführung

(4) Verlagere das Gesäß nach hinten und (5) neige dabei den Oberkörper mit geradem Rücken nach vorne. (6) Beuge die Knie, bis sich das Gesäß fast auf Höhe der Kniegelenke befindet. Achte darauf, dass die Knie nicht nach innen in eine X-Beinstellung abweichen. (7) Werfe den Ball kraftvoll nach vorne gegen eine Wand und fange ihn wieder auf. Strecke anschließend deine Knie- und Hüftgelenke, um dich in die Ausgangsposition aufzurichten. Starte die Wiederholung.

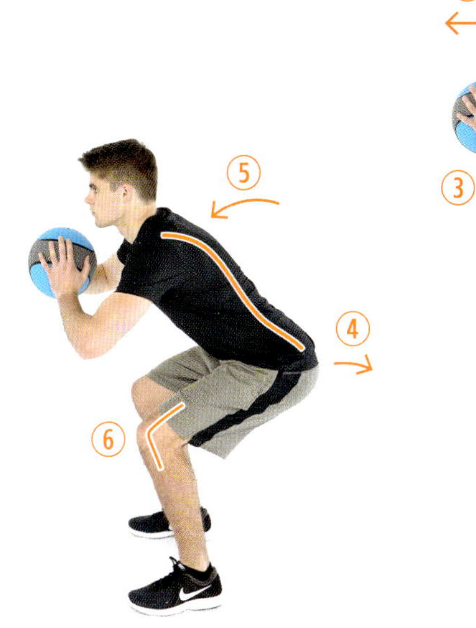

Phase 1

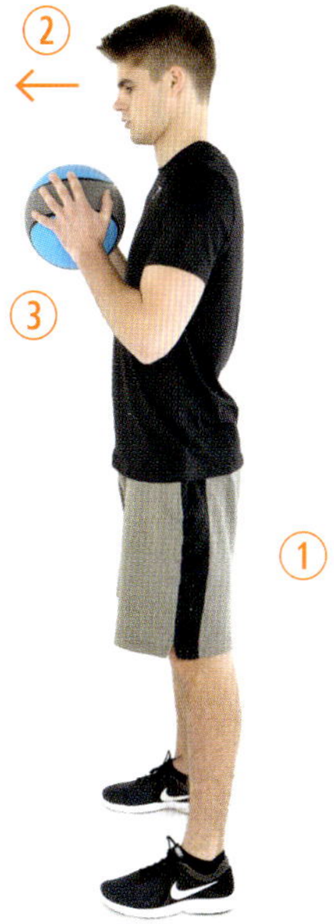

2
3
1

Ausgangsposition

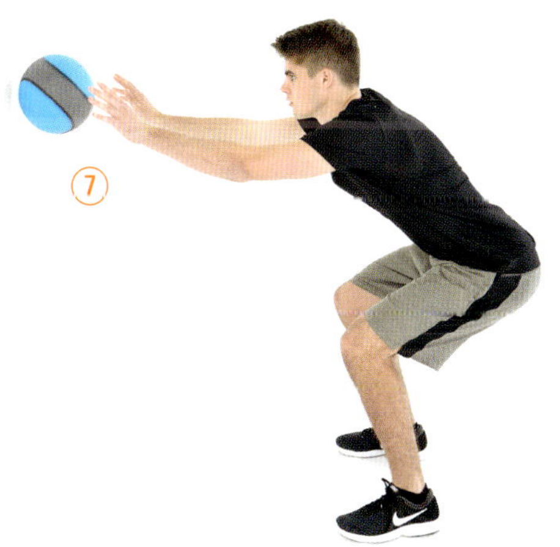

Phase 2

17 Kniebeuge mit Zusatzgewicht

Muskelaktivität und Bewegungsrichtung

- Strecken der Hüft- und Kniegelenke durch Aktivierung der Knie- und Hüftstreckmuskulatur sowie Stabilisation deiner Wirbelsäule durch statische Aktivierung der Rumpfmuskulatur
- Halte die tiefste Position für den im Übungsprogramm angegebenen Zeitraum [Abb. *Endposition*]
- Dauer: Absetzen 1 Sekunde, Aufstehen 1 Sekunde

Spezifische Hinweise

- Halte die Körperspannung, indem du den Bauchnabel nach innen zur Wirbelsäule ziehst und auf einen geraden Rücken achtest
- Achte darauf, dass die Kniegelenke nicht nach innen oder außen abweichen. Mithilfe eines Spiegels fällt es leichter, deine Kniestellung zu prüfen
- Für diese Übung wird eine mittelschwere bis schwere Kurzhantel oder alternativ eine gefüllte Wasserflasche benötigt

Deine Ausgangsposition

1 Du beginnst im schulterbreiten Stand. 2 Die Zehen sind leicht nach außen rotiert. 3 Der Blick zeigt stets nach vorne. 4 Mit beiden Händen hältst du die Kurzhantel vor deinem Brustbein.

Deine Bewegungsausführung

5 Verlagere das Gesäß nach hinten und 6 neige dabei deinen Oberkörper mit geradem Rücken nach vorne. 7 Beuge die Knie, bis sich das Gesäß auf Höhe deiner Kniegelenke befindet und halte die Kurzhantel weiterhin dicht vor dem Brustkorb. Richte dich wieder in die Ausgangsposition auf und beginne mit der Wiederholung.

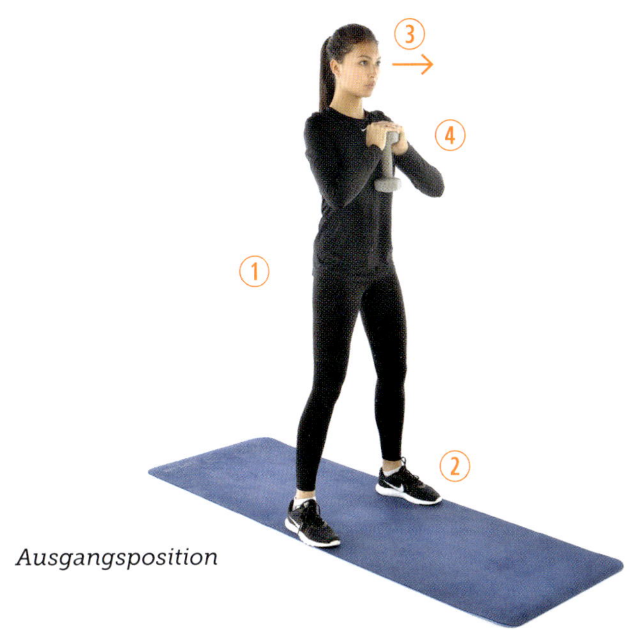

Ausgangsposition

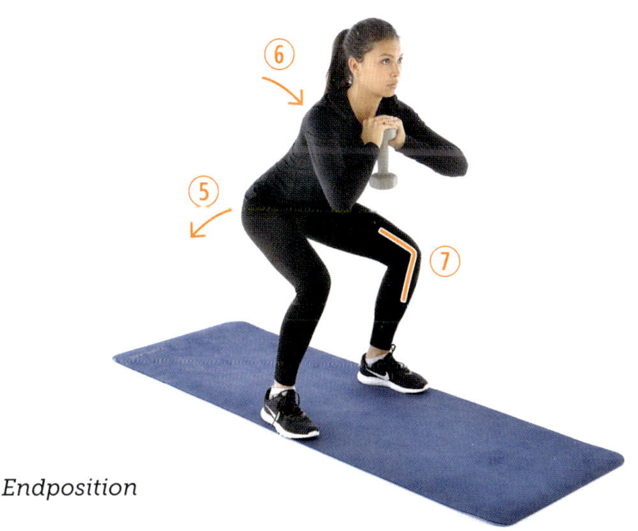

Endposition

18 Ausfallschritt mit Zusatzgewicht

Muskelaktivität und Bewegungsrichtung

- Hüft- und Kniestreckung durch Aktivierung der Oberschenkel- und Gesäßmuskulatur sowie Stabilisation der Wirbelsäule durch die statische Aktivierung der Rumpfmuskulatur
- Halte die Ausfallschrittposition für den im Übungsprogramm angegebenen Zeitraum [Abb. *Endposition*]
- Dauer: Absenken 2 Sekunden, Aufrichten 1 Sekunde

Spezifische Hinweise

- Vermeide das Abweichen des Kniegelenks nach innen oder außen
- Die Übung wird herausfordernder, je tiefer du das hintere Knie zum Boden senkst. Zusätzlich kannst du den Ausfallschritt nach hinten setzen [s. *Video,* QR-Code auf →S. 201]
- Für diese Übung werden zwei mittelschwere bis schwere Kurzhanteln oder alternativ gefüllte Wasserflaschen benötigt

Deine Ausgangsposition

1 Du beginnst im hüftbreiten Stand. 2 Die Hanteln hältst du seitlich neben deinen Oberschenkeln. 3 Dein Blick zeigt nach vorne.

Deine Bewegungsausführung

4 Setze den rechten Fuß mit einem großen Schritt nach vorne.
5 Beuge die Knie und 6 senke den Rumpf nach unten ab. Stoppe die Bewegung kurz vor Bodenkontakt. Drücke dich kraftvoll ab und setze den rechten Fuß mit einem großen Schritt in die Ausgangsstellung. Wechsle anschließend die Seite, um mit der Wiederholung zu beginnen.

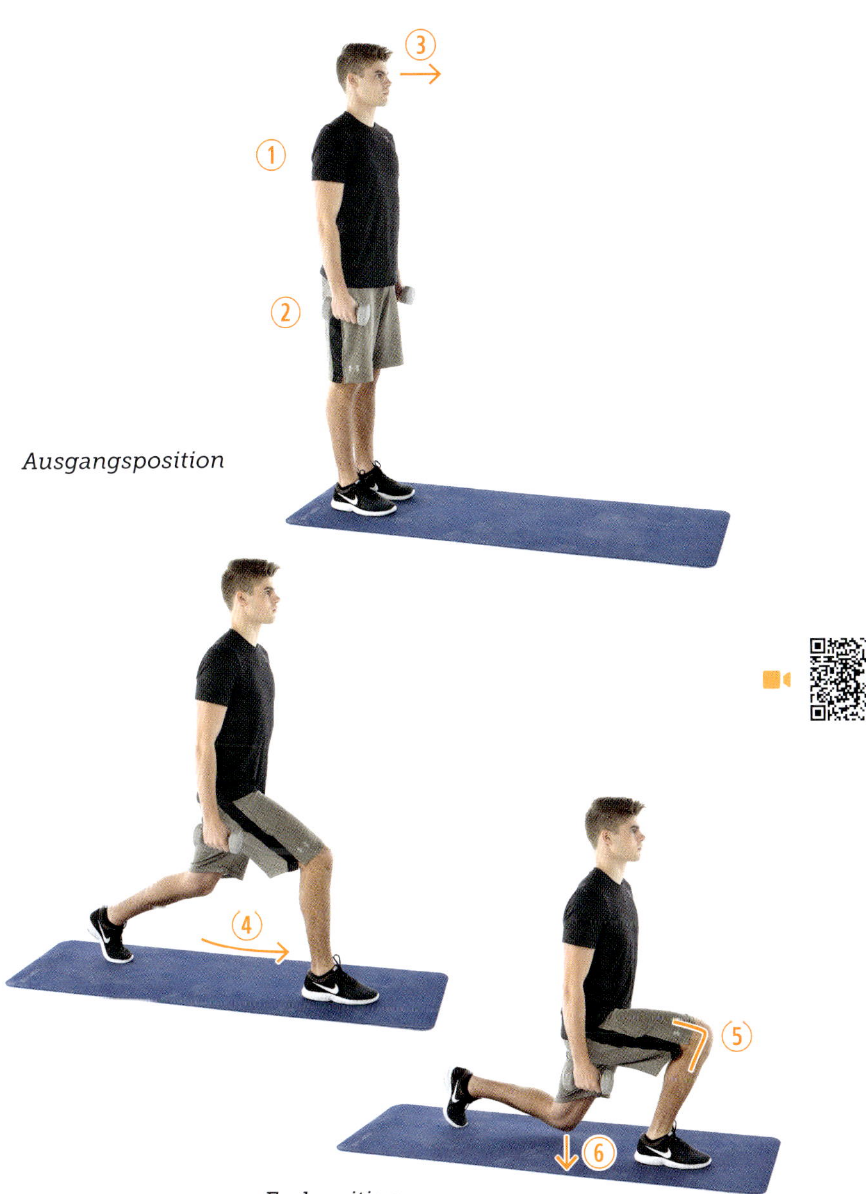

Ausgangsposition

Endposition

19 Eisläufersprünge

Muskelaktivität und Bewegungsrichtung

- → Abspreizen der Beine und Strecken der Kniegelenke durch Aktivierung der Gesäß- sowie vorderen und seitlichen Oberschenkelmuskulatur. Stabilisierung des Kniegelenks durch Aktivierung der kniegelenksnahen Muskulatur
- → Dauer: Absprung < 1 Sekunde, Landung 2 Sekunden

Spezifische Hinweise

- → Zu Beginn bestimmst du selbst, wie weit du die Knie beugst und wie hoch du springst
- → Vermeide das Abweichen der Kniegelenke nach innen oder außen während der Landung. Mithilfe eines Spiegels fällt das Prüfen der Kniestellung leichter

Deine Ausgangsposition

(1) Du beginnst im hüftbreiten Stand. (2) Die Arme sind im Ellenbogen gebeugt. (3) Führe den rechten Arm vor den Oberkörper.

Deine Bewegungsausführung

Phase 1: (4) Verlagere das Gewicht auf den linken Fuß und hebe den rechten Fuß an. (5) Beuge das linke Knie, um dich kraftvoll abzudrücken und nach rechts zu springen. (6) Unterstütze den Absprung, indem du den linken Arm zügig vor deinen Oberkörper schwingst.
Phase 2: (7) Lande auf dem rechten Fuß und beuge sofort das Kniegelenk, um die Landung abzufedern. Drücke dich danach mit dem rechten Bein ab und schwinge gleichzeitig den rechten Arm zügig nach vorne, um zur linken Seite zurückzuspringen. Starte die Wiederholung.

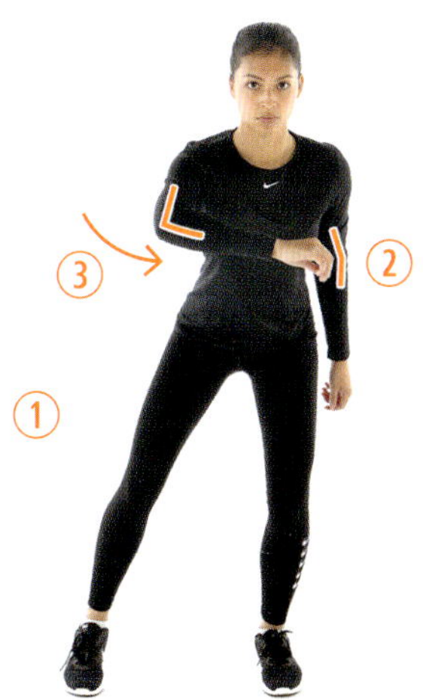

Ausgangsposition

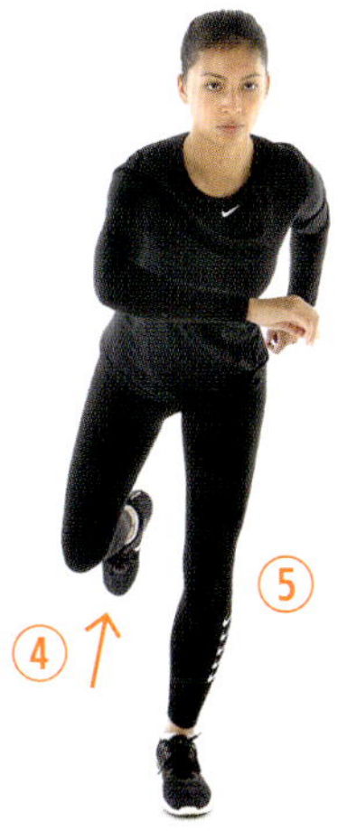

Phase 1

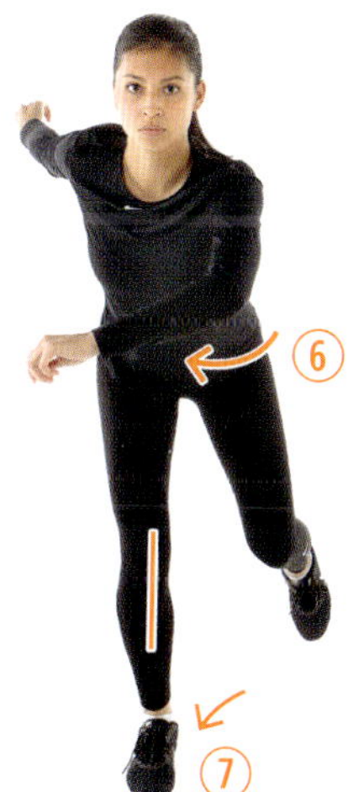

Phase 2

20 Springende Kniebeuge

Muskelaktivität und Bewegungsrichtung

- → Knie- und Hüftstreckung durch die Aktivierung der Knie- und Hüftstrecker sowie Stabilisation des Kniegelenks durch Aktivierung der kniegelenksnahen Muskulatur
- → Dauer: Absprung < 1 Sekunde, Landung 2 Sekunden

Spezifische Hinweise

- → Halte deine Körperspannung, indem du deinen Bauchnabel nach innen zur Wirbelsäule ziehst und auf einen geraden Rücken achtest
- → Bei dieser Übung ist eine kontrollierte Bewegungsausführung wichtig – vermeide das Abweichen der Kniegelenke nach innen oder außen während der Landung. Mithilfe eines Spiegels fällt das Prüfen der Kniestellung leichter
- → Die Übung wird herausfordernder, je tiefer du deine Knie beugst

Deine Ausgangsposition

❶ Du beginnst im schulterbreiten Stand. ❷ Der Blick zeigt stets nach vorne und ❸ die Arme sind auf Brusthöhe nach vorne ausgestreckt.

Deine Bewegungsausführung

Phase 1: ❹ Verlagere das Gesäß nach hinten und ❺ neige den Oberkörper nach vorne. ❻ Beuge die Knie, bis sich dein Gesäß knapp oberhalb deiner Kniegelenke befindet.
Phase 2: ❼ Drücke dich kraftvoll ab und schwinge die Arme nach hinten, ❽ um so hoch wie möglich zu springen. Beuge beim Landen sofort die Kniegelenke, sodass du dich wieder in der Absprungposition befindest. Achte bei der Landung darauf, dass die Kniegelenke nicht nach innen abweichen. Beginne mit der Wiederholung.

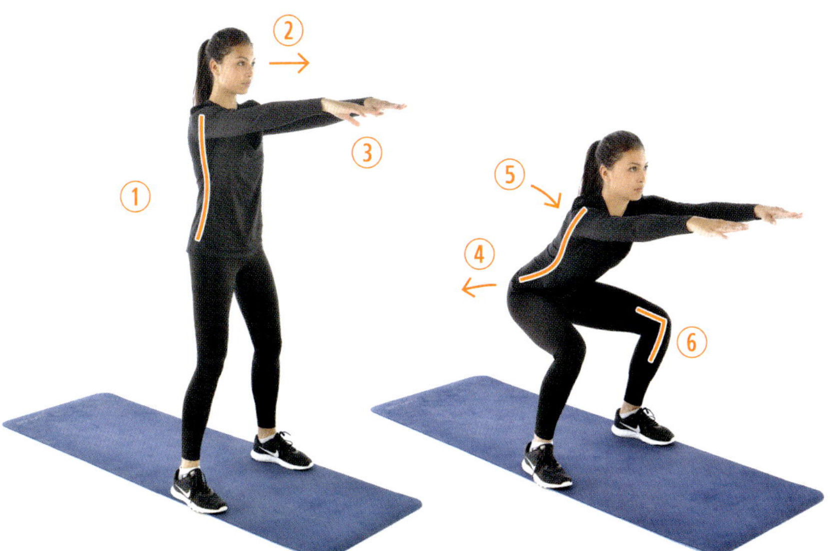

Ausgangsposition

Phase 1

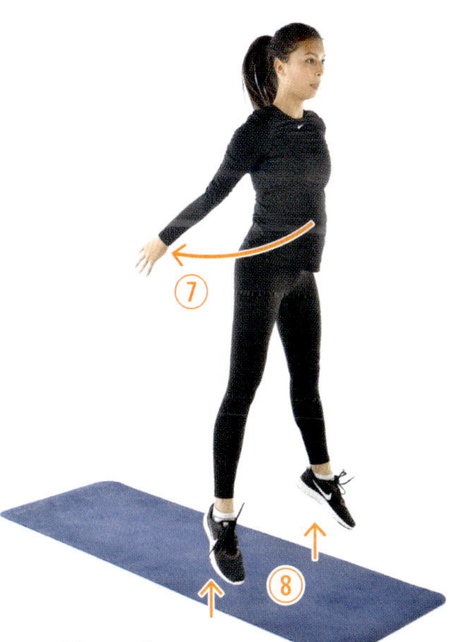

Phase 2

21 Springender Ausfallschritt

Muskelaktivität und Bewegungsrichtung

→ Hüft- und Kniestreckung durch die Aktivierung der Oberschenkel- und Gesäßmuskulatur sowie Stabilisation des Kniegelenks durch Aktivierung der kniegelenksnahen Muskulatur
→ Dauer: Absprung < 1 Sekunde, Landung 2 Sekunden

Spezifische Hinweise

→ Vermeide das Abweichen des Kniegelenks nach innen oder außen während der Landung. Mithilfe eines Spiegels fällt das Prüfen der Kniestellung leichter
→ Die Übung wird herausfordernder, je tiefer du dein Knie beugst und je schneller du die Bewegung ausführst

Deine Ausgangsposition

❶ Du beginnst im Ausfallschritt, der rechte Fuß steht vorne. ❷ Die Arme sind auf Brusthöhe nach vorne ausgestreckt und ❸ der Blick zeigt während der gesamten Übung nach vorne.

Deine Bewegungsausführung

Phase 1: ❹ Drücke dich kraftvoll mit beiden Beinen vom Boden ab, um hochzuspringen. ❺ Wechsle während des Sprungs die Beinstellung, sodass bei der Landung dein linker Fuß vorne und dein rechter Fuß hinten aufsetzt.
Phase 2: ❻ Beuge bei der Landung sofort beide Knie, um in den Ausfallschritt zurückzukehren. Achte bei der Landung darauf, dass das vordere Kniegelenk nicht nach innen abweicht. Wiederhole anschließend die Übung.

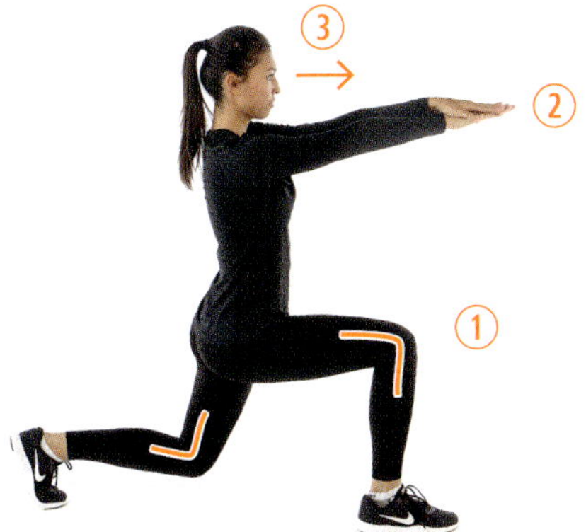

Ausgangsposition

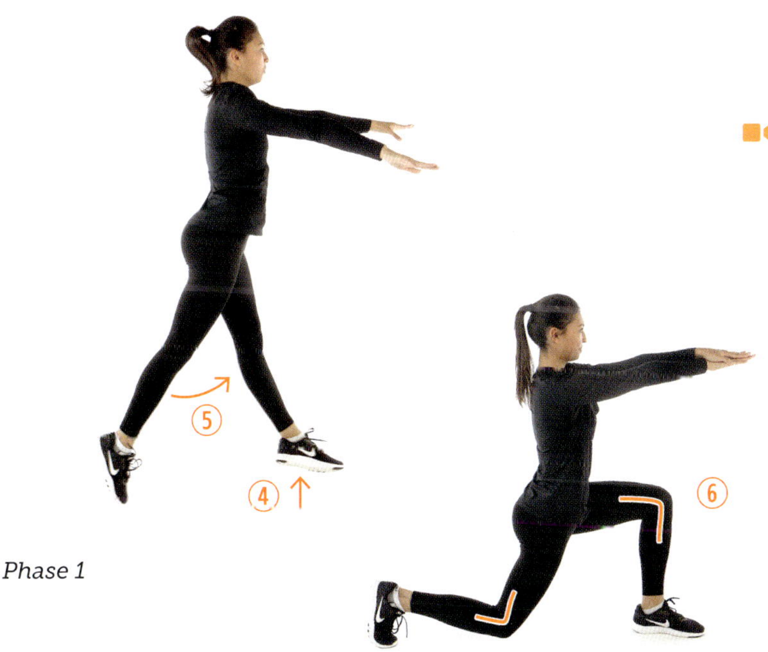

Phase 1

Phase 2

Schlusswort

Wir bedanken uns für dein Interesse an den Ansätzen, die wir dir im vorliegenden Ratgeber vermittelt haben, und wünschen uns, dass dich die Lektüre überzeugt und motiviert hat, mithilfe unserer Programme eben diese neuen Wege zu gehen und Kraft, Beweglichkeit und Vertrauen in die Stärke deiner Kniegelenke zurückzugewinnen. Der Inhalt dieses Buches soll dir helfen zu verstehen, dass die Überwindung deiner Knieschmerzen vor allem durch dich selbst erzielt werden kann. Die daraus entstehenden Vorteile sind überwältigend. Dabei steht natürlich die Effektivität zur Lösung deiner Beschwerden an erster Stelle. Ergänzend kommen aber auch wertvolle Aspekte für unsere Gesellschaft insgesamt zum Tragen. Stetig steigende Gesundheitskosten sind fast schon so etwas wie Normalität, aber bedeuten in der Folge eine immer umfänglicher zu finanzierende Gesundheitsvorsorge für jeden einzelnen Bürger.

Die Motivation, solche Szenarien zur Kenntnis zu nehmen und sich zu fragen „Was kann ich als Einzelner dagegen, aber auch für mich tun?", hat uns diese Programme zur Selbstbehandlung von Kniebeschwerden evaluieren lassen. Die Erkenntnisse aus diesem Prozess haben uns von ihrem Nutzen überzeugt und mit diesem Buch wollen wir ihre Verbreitung vorantreiben.

Die Überlegung „Warum eine langandauernde, medizinische Betreuung von Fachleuten beanspruchen, wenn ich vieles selbstständig und erfolgreich erreichen kann?" trifft den Kern unseres Anliegens. Kniebeschwerden sind komplex, aber verlangen deshalb nicht immer und in jedem Fall eine langandauernde Therapie. Alle

Erkenntnisse und Erfahrungen weisen maßgeblich auf den Leitsatz hin „Hilf dir selbst!"

In diesem Sinne möchten wir dich ermutigen, deinen Weg zu gehen. Vertraue deinen eigenen Fähigkeiten – genau wie ein Vogel sich auf die Funktion seiner Flügel verlässt, wenn der Ast bricht, auf dem er sitzt.

Literaturnachweise

Alt AH, Geisler S, Kreutz T (2016). Comparison Of High And Low Volume Eccentric Resistance Training In Patients With Jumper's Knee. Medicine & Science in Sports & Exercise 48:451. doi: 10.1249/01.mss.0000486356.01570.7e.

Amin S, Niu J, Guermazi A, et al. (2007). Cigarette smoking and the risk for cartilage loss and knee pain in men with knee osteoarthritis. Ann Rheum Dis 66 (1):18–22. doi: 10.1136/ard.2006.056697.

Armstrong LE, Johnson EC (2018). Water Intake, Water Balance, and the Elusive Daily Water Requirement. Nutrients 10 (12). doi: 10.3390/nu10121928.

AWMF (2018). S1 Vordere Kreuzbandruptur Leitlinie. Online verfügbar unter: https://www.awmf.org/leitlinien/detail/ll/012-005.html Zuletzt geprüft am: 19.03.2021.

Biesenbach S (2014). Der vordere Knieschmerz. Manuelle Medizin 52 (2):111–122. doi: 10.1007/s00337-014-1097-1.

Bijur PE, Silver W, Gallagher EJ (2001). Reliability of the visual analog scale for measurement of acute pain. Acad Emerg Med 8 (12):1153–1157. doi: 10.1111/j.1553-2712.2001.tb01132.x.

Bosomworth NJ (2009). Exercise and knee osteoarthritis: benefit or hazard? Can Fam Physician 55 (9):871–878.

Bricca A, Juhl CB, Steultjens M, Wirth W, Roos EM. (2019). Impact of exercise on articular cartilage in people at risk of, or with established, knee osteoarthritis: a systematic review of randomised controlled trials. Br J Sports Med 53 (15):940–947. doi: 10.1136/bjsports-2017-098661.

Calhoon G, Fry AC (1999). Injury rates and profiles of elite competitive weightlifters. J Athl Train 34:232–238.

Chen Y, Xie ZY, Huang KY, et al. (2020). Biomechanical Analysis to Determine the Most Effective Posture During Squats and Shallow Squats While Lifting Weights in Women. J Med Biol Eng 40: 334–339. doi: 10.1007/s40846-020-00513-y.

Collins NJ, Vicenzino B, van der Heijden RA, et al. (2016). Pain During Prolonged Sitting Is a Common Problem in Persons With Patellofemoral Pain. J Orthop Sports Phys Ther 46 (8):658–663. doi: 10.2519/jospt.2016.6470.

Crossley KM, Stefanik JJ, Selfe J, et al. (2016). 2016 Patellofemoral pain consensus statement from the 4th International Patellofemoral Pain Research Retreat, Manchester. Part 1: Terminology, definitions, clinical examination, natural history, patellofemoral osteoarthritis and patient-reported outcome measures. Br J Sports Med 50 (14):839–843. doi: 10.1136/bjsports-2016-096384.

Davin S, Wilt J, Covington E, et al. (2014). Variability in the relationship between sleep and pain in patients undergoing interdisciplinary rehabilitation for chronic pain. Pain Med 15 (6):1043–1051. doi: 10.1111/pme.12438.

Doral MN, Bilge O, Huri G, et al. (2018). Modern treatment of meniscal tears. EFORT Open Rev 3 (5):260–268. doi: 10.1302/2058-5241.3.170067.

Ekelund U, Steene-Johannessen J, Brown WJ, et al. (2016). Does physical activity attenuate, or even eliminate, the detrimental association of sitting time with mortality? A harmonised meta-analysis of data from more than 1 million men and women. The Lancet 388 (10051):1302–1310. doi: 10.1016/S0140-6736(16)30370-1.

Elma Ö, Yilmaz ST, Deliens T, et al. (2020). Do Nutritional Factors Interact with Chronic Musculoskeletal Pain? A Systematic Review. J Clin Med 9 (3). doi: 10.3390/jcm9030702.

Filbay SR, Grindem H (2019). Evidence-based recommendations for the management of anterior cruciate ligament (ACL) rupture.

Best Pract Res Clin Rheumatol 33 (1):33–47. doi: 10.1016/j.berh.2019.01.018.

Gurtner GC, Werner S, Barrandon Y, et al. (2008). Wound repair and regeneration. Nature 453 (7193):314–321. doi: 10.1038/nature07039.

Hartmann H, Wirth K, Klusemann M (2013). Analysis of the load on the knee joint and vertebral column with changes in squatting depth and weight load. Sports Med 43 (10):993–1008. doi: 10.1007/s40279-013-0073-6.

Hilton L, Hempel S, Ewing BA, et al. (2017). Mindfulness Meditation for Chronic Pain: Systematic Review and Meta-analysis. Ann Behav Med 51 (2):199–213. doi: 10.1007/s12160-016-9844-2.

Jeong HS, Lee S-C, Jee H, et al. (2019). Proprioceptive Training and Outcomes of Patients With Knee Osteoarthritis: A Meta-Analysis of Randomized Controlled Trials. J Athl Train 54 (4):418–428. doi: 10.4085/1062-6050-329-17.

Kanamori A, Woo SL, Ma CB, et al. (2000). The forces in the anterior cruciate ligament and knee kinematics during a simulated pivot shift test: A human cadaveric study using robotic technology. Arthroscopy 16 (6):633–639. doi: 10.1053/jars.2000.7682.

Kim YJ (2019). Red flag rules for knee and lower leg differential diagnosis. Ann Transl Med 7 (Suppl 7):S250. doi: 10.21037/atm.2019.07.62.

King W (2007). Acute Pain, Subacute Pain and Chronic Pain. In: Schmidt RF, Willis WD (eds.) Encyclopedia of Pain. Springer Berlin Heidelberg, Berlin, Heidelberg, pp. 35–36.

Kitaoka Y (2014). McArdle Disease and Exercise Physiology. Biology (Basel) 3 (1):157–166. doi: 10.3390/biology3010157.

Latremoliere A, Woolf CJ (2009). Central sensitization: a generator of pain hypersensitivity by central neural plasticity. J Pain 10 (9):895–926. doi: 10.1016/j.jpain.2009.06.012.

Lewis PB, Ruby D, Bush-Joseph CA (2012). Muscle soreness and delayed-onset muscle soreness. Clin Sports Med 31 (2):255–262. doi: 10.1016/j.csm.2011.09.009.

Li G, Zayontz S, Most E, et al. (2004). In situ forces of the anterior and posterior cruciate ligaments in high knee flexion: an in vitro investigation. J Orthop Res 22 (2):293–297. doi: 10.1016/S0736-0266(03)00179-7.

Lippert H (Hg.) (2006). Wundatlas, 2. Aufl. Stuttgart: Georg Thieme Verlag. doi: 10.1055/b-002-21509.

Lo GH, Driban JB, Kriska AM, et al. (2017). Is There an Association Between a History of Running and Symptomatic Knee Osteoarthritis? A Cross-Sectional Study From the Osteoarthritis Initiative. Arthritis Care Res (Hoboken) 69 (2):183–191. doi: 10.1002/acr.22939.

Lynn SK,Noffal GJ (2012). Lower extremity biomechanics during a regular and counterbalanced squat. J Strength Cond Res 26 (9): 2417–2425. doi: 10.1519/JSC.0b013e31823f8c2d.

Maclachlan LR, Collins NJ, Hodges PW, et al. (2020). Psychological and pain profiles in persons with patellofemoral pain as the primary symptom. Eur J Pain 24 (6):1182–1196. doi: 10.1002/ejp.1563.

May C, Brcic V, Lau B (2018). Characteristics and complexity of chronic pain patients referred to a community-based multidisciplinary chronic pain clinic. Can J Pain 2 (1):125–134. doi: 10.1080/24740527.2018.1453751.

McCoy GF, McCrea JD, Beverland DE, et al. (1987). Vibration arthrography as a diagnostic aid in diseases of the knee. A preliminary report. J Bone Joint Surg Br 69 (2):288–293. doi: 10.1302/0301-620X.69B2.3818762.

Messier SP, Resnik AE, Beavers DP, et al. (2018). Intentional Weight Loss in Overweight and Obese Patients With Knee Osteoarthritis: Is More Better? Arthritis Care Res (Hoboken) 70 (11):1569–1575. doi: 10.1002/acr.23608.

Monk AP, Davies LJ, Hopewell S, et al. (2016). Surgical versus conservative interventions for treating anterior cruciate ligament injuries. Cochrane Database Syst Rev 4:CD011166. doi: 10.1002/14651858.CD011166.pub2.

Mosser P, Kohn D, Lorbach O (2015). Operative Therapie von Meniskuserkrankungen. Dtsch Z Sportmed 2015 (04):98–103. doi: 10.5960/dzsm.2014.159.

Oliveira Silva D de, Barton C, Crossley K, et al. (2018). Implications of knee crepitus to the overall clinical presentation of women with and without patellofemoral pain. Phys Ther Sport 33:89–95. doi: 10.1016/j.ptsp.2018.07.007.

Ossipov MH, Dussor GO, Porreca F (2010). Central modulation of pain. J Clin Invest 120 (11):3779–3787. doi: 10.1172/JCI43766.

Osthoff C (2019). Knieschmerzen: Therapien. https://www.apotheken-umschau.de/krankheiten-symptome/symptome/knieschmerzen-ueberblick-738267.html Zuletzt geprüft am: 23.11.2021

Pazzinatto MF, Oliveira Silva D de, Faria NC, et al. (2019). What are the clinical implications of knee crepitus to individuals with knee osteoarthritis? An observational study with data from the Osteoarthritis Initiative. Braz J Phys Ther 23 (6):491–496. doi: 10.1016/j.bjpt.2018.11.001.

Phyomaung PP, Dubowitz J, Cicuttini FM, et al. (2014). Are depression, anxiety and poor mental health risk factors for knee pain? A systematic review. BMC Musculoskelet Disord 15:10. doi: 10.1186/1471-2474-15-10.

Piotek S, Toutenhahn J (2006). Physiologie der Wundheilung. In: Lippert, H. (Hg.) Wundatlas, 2. Aufl. Georg Thieme Verlag, Stuttgart.

Reilly KJ, Moore CA (2003). Respiratory Sinus Arrhythmia During Speech Production. J Speech Lang Hear Res 46 (1):164–177. doi: 10.1044/1092-4388(2003/013).

Ridgway E, Baker P, Woods J, et al. (2019). Historical Developments and Paradigm Shifts in Public Health Nutrition Science, Guidance and Policy Actions: A Narrative Review. Nutrients 11 (3). doi: 10.3390/nu11030531.

RKI (2017). Prävalenz von Gelenkschmerzen in Deutschland: RKI-Bib1 (Robert Koch-Institut). doi: 10.17886/RKI-GBE-2017-056.

Roy J-S, Bouyer LJ, Langevin P, et al. (2017). Beyond the Joint: The Role of Central Nervous System Reorganizations in Chronic Musculoskeletal Disorders. J Orthop Sports Phys Ther 47 (11):817–821. doi: 10.2519/jospt.2017.0608.

Russo MA, Santarelli DM, O'Rourke D (2017). The physiological effects of slow breathing in the healthy human. Breathe (Sheff) 13 (4):298–309. doi: 10.1183/20734735.009817.

Salem GJ, Powers CM (2001). Patellofemoral joint kinetics during squatting in collegiate women athletes. Clin Biomech (Bristol, Avon) 16 (5):424–430. doi: 10.1016/s0268-0033(01)00017-1.

Schmidt RF, Willis WD (eds.) (2007). Encyclopedia of Pain. Berlin, Heidelberg: Springer Berlin Heidelberg. doi: 10.1007/978-3-540-29805-2.

Schoenfeld BJ (2010). Squatting kinematics and kinetics and their application to exercise performance. J Strength Cond Res 24 (12): 3497–3506. doi: 10.1519/JSC.0b013e3181bac2d7.

Schoenfeld BJ, Williams M (2012). Are deep squats a safe and viable exercise? J Strength Cond Res 34 (2):34–36. doi: 10.1519/SSC.0b013e31824695a3.

Smith BE, Moffatt F, Hendrick P, et al. (2018a). The experience of living with patellofemoral pain-loss, confusion and fear-avoidance: a UK qualitative study. BMJ Open 8 (1):e018624. doi: 10.1136/bmjopen-2017-018624.

Smith BE, Selfe J, Thacker D, et al. (2018b). Incidence and prevalence of patellofemoral pain: A systematic review and meta-analysis. PLoS One 13 (1):e0190892. doi: 10.1371/journal.pone.0190892.

Sowers MR, Karvonen-Gutierrez CA (2010). The evolving role of obesity in knee osteoarthritis. Curr Opin Rheumatol 22 (5):533–537. doi: 10.1097/BOR.0b013e32833b4682.

Stanley J, Peake JM, Buchheit M (2013). Cardiac parasympathetic reactivation following exercise: implications for training prescription. Sports Med 43 (12):1259–1277. doi: 10.1007/s40279-013-0083-4.

Steiner ME, Grana WA, Chillag K, et al. (1986). The effect of exercise on anterior-posterior knee laxity. Am J Sports Med 14 (1):24–29. doi: 10.1177/036354658601400105.

Stringer C (2002). Modern human origins: progress and prospects. Philos Trans R Soc Lond B Biol Sci 357 (1420):563–579. doi: 10.1098/rstb.2001.1057.

Susko AM, Fitzgerald GK (2013). The pain-relieving qualities of exercise in knee osteoarthritis. Open Access Rheumatol 5:81–91. doi: 10.2147/OARRR.S53974.

Treede R-D (2018). The International Association for the Study of Pain definition of pain: as valid in 2018 as in 1979, but in need of regularly updated footnotes. Pain Rep 3 (2):e643. doi: 10.1097/PR9.0000000000000643.

Tsauo J-Y, Cheng P-F, Yang R-S (2008). The effects of sensorimotor training on knee proprioception and function for patients with knee osteoarthritis: a preliminary report. Clin Rehabil 22 (5):448–457. doi: 10.1177/0269215507084597.

Turner MN, Hernandez DO, Cade W, et al. (2020). The Role of Resistance Training Dosing on Pain and Physical Function in Individuals With Knee Osteoarthritis: A Systematic Review. Sports Health 12 (2):200–206. doi: 10.1177/1941738119887183.

Turner JC, Patrick H (2008). How Does Motivation Develop and Why Does It Change? Reframing Motivation Research. Educational Psychologist 43 (3):119–131. doi: 10.1080/00461520802178441.

Vyazovskiy VV (2015). Sleep, recovery, and metaregulation: explaining the benefits of sleep. Nat Sci Sleep 7:171–184. doi: 10.2147/NSS.S54036.

Wallace DA, Salem GJ, Salinas R, et al. (2002). Patellofemoral joint kinetics while squatting with and without an external load. J Orthop Sports Phys Ther 32 (4):141–148. doi: 10.2519/jospt.2002.32.4.141.

Watzl B (2008). Anti-inflammatory effects of plant-based foods and of their constituents. Int J Vitam Nutr Res 78 (6):293–298. doi: 10.1024/0300-9831.78.6.293.

Willett WC, Ludwig DS (2020). Milk and Health. N Engl J Med 382 (7):644–654. doi: 10.1056/NEJMra1903547.

Willy RW, Hoglund LT, Barton CJ, et al. (2019). Patellofemoral Pain. J Orthop Sports Phys Ther 49 (9):CPG1-CPG95. doi: 10.2519/jospt.2019.0302.

Yaribeygi H, Panahi Y, Sahraei H, et al. (2017). The impact of stress on body function: A review. EXCLI J 16:1057–1072. doi: 10.17179/excli2017-480.

Zhang W, Moskowitz RW, Nuki G, et al. (2007). OARSI recommendations for the management of hip and knee osteoarthritis, part I: critical appraisal of existing treatment guidelines and systematic review of current research evidence. Osteoarthritis Cartilage 15 (9):981–1000.doi: 10.1016/j.joca.2007.06.014.

QR-Codes

Videos ausgewählter Übungen

4 **Dehnung der Gesäßmuskulatur**, S. 154
http://media.kvm-verlag.de/DU_BIST_DEIN_EIGENER_THERAPEUT/Knie/Dehnung_der_Gesaessmuskulatur.mp4

5 **Kniebeugen mit Anfersen**, S. 156
http://media.kvm-verlag.de/DU_BIST_DEIN_EIGENER_THERAPEUT/Knie/Kniebeuge_mit_Anfersen.mp4

8 **Brücke**, S. 162
http://media.kvm-verlag.de/DU_BIST_DEIN_EIGENER_THERAPEUT/Knie/Bruecke.mp4

9 **Einbeinige Brücke**, S. 164
http://media.kvm-verlag.de/DU_BIST_DEIN_EIGENER_THERAPEUT/Knie/Einbeinige_Bruecke.mp4

11 **Klassische Kniebeuge**, S. 168
http://media.kvm-verlag.de/DU_BIST_DEIN_EIGENER_THERAPEUT/Knie/Klassische_Kniebeuge.mp4

12 **Ausfallschritt**, S. 170
http://media.kvm-verlag.de/DU_BIST_DEIN_EIGENER_THERAPEUT/Knie/Ausfallschritt.mp4

13 **Seitlicher Ausfallschritt**, S. 172
http://media.kvm-verlag.de/DU_BIST_DEIN_EIGENER_THERAPEUT/Knie/Ausfallschritt_zur_Seite.mp4

14 **Gekreuzter Ausfallschritt**, S. 174
http://media.kvm-verlag.de/
DU_BIST_DEIN_EIGENER_THERAPEUT/
Knie/Gekreuzter_Ausfallschritt.mp4

15 **Kombinierter Ausfallschritt**, S. 176
http://media.kvm-verlag.de/
DU_BIST_DEIN_EIGENER_THERAPEUT/
Knie/Kombinierter_Ausfallschritt.mp4

17 **Kniebeuge mit Zusatzgewicht**, S. 180
http://media.kvm-verlag.de/
DU_BIST_DEIN_EIGENER_THERAPEUT/
Knie/Kniebeuge_mit_Zusatzgewicht.mp4

18 **Ausfallschritt mit Zusatzgewicht**, S. 182
http://media.kvm-verlag.de/
DU_BIST_DEIN_EIGENER_THERAPEUT/
Knie/Ausfallschritt_mit_Zusatzgewicht.mp4

19 **Eisläufersprünge**, S. 184
http://media.kvm-verlag.de/
DU_BIST_DEIN_EIGENER_THERAPEUT/
Knie/Eislaeuferspruenge.mp4

20 **Springende Kniebeuge**, S. 186
http://media.kvm-verlag.de/
DU_BIST_DEIN_EIGENER_THERAPEUT/
Knie/Springende_Kniebeuge.mp4

21 **Springender Ausfallschritt**, S. 188
http://media.kvm-verlag.de/
DU_BIST_DEIN_EIGENER_THERAPEUT/
Knie/Springender_Ausfallschritt.mp4

QR-Codes

Verlaufsprotokoll und Programmseiten (PDF)

VERLAUFSPROTOKOLL
(Blankoformular), S. 77
http://media.kvm-verlag.de/
DU_BIST_DEIN_EIGENER_THERAPEUT/
Knie/Verlaufsprotokoll.pdf

SCHMERZPROGRAMM A
(Schmerzintensität Stufe 1–2), S. 84
http://media.kvm-verlag.de/
DU_BIST_DEIN_EIGENER_THERAPEUT/
Knie/Schmerzprogramm_A.pdf

SCHMERZPROGRAMM B
(Schmerzintensität Stufe 3–5), S. 88
http://media.kvm-verlag.de/
DU_BIST_DEIN_EIGENER_THERAPEUT/
Knie/Schmerzprogramm_B.pdf

SCHMERZPROGRAMM C
(Schmerzintensität Stufe 6 und mehr), S. 92
http://media.kvm-verlag.de/
DU_BIST_DEIN_EIGENER_THERAPEUT/
Knie/Schmerzprogramm_C.pdf

FUNKTIONSPROGRAMM A
(Rotation), S. 104
http://media.kvm-verlag.de/
DU_BIST_DEIN_EIGENER_THERAPEUT/
Knie/Funktionsprogramm_A.pdf

FUNKTIONSPROGRAMM B
(Beugen/Strecken), S. 108
http://media.kvm-verlag.de/
DU_BIST_DEIN_EIGENER_THERAPEUT/
Knie/Funktionsprogramm_B.pdf

FUNKTIONSPROGRAMM C
(Statik/Ausdauer), S. 112
http://media.kvm-verlag.de/
DU_BIST_DEIN_EIGENER_THERAPEUT/
Knie/Funktionsprogramm_C.pdf

FUNKTIONSPROGRAMM D
(Vorbeugung), S. 116
http://media.kvm-verlag.de/
DU_BIST_DEIN_EIGENER_THERAPEUT/
Knie/Funktionsprogramm_D.pdf

VERHALTENSPROGRAMM A
(Belastungsangst „Rotation"), S. 126
http://media.kvm-verlag.de/
DU_BIST_DEIN_EIGENER_THERAPEUT/
Knie/Verhaltensprogramm_A.pdf

VERHALTENSPROGRAMM B
(Belastungsangst „Beugen/Strecken"), S. 130
http://media.kvm-verlag.de/
DU_BIST_DEIN_EIGENER_THERAPEUT/
Knie/Verhaltensprogramm_B.pdf

VERHALTENSPROGRAMM C
(Belastungsangst „Statik/Ausdauer"), S. 134
http://media.kvm-verlag.de/
DU_BIST_DEIN_EIGENER_THERAPEUT/
Knie/Verhaltensprogramm_C.pdf

ENTSPANNUNGSPROGRAMM
(Atem- und Mobilisationsübungen), S. 138
http://media.kvm-verlag.de/
DU_BIST_DEIN_EIGENER_THERAPEUT/
Knie/Entspannungsprogramm.pdf

Impressum

Die Deutsche Nationalbibliothek verzeichnet diese Publikation in der Deutschen Nationalbibliografie; detaillierte bibliografische Daten sind online über *http://dnb.d-nb.de* abrufbar.

Anschrift des Verlags:
KVM – Der Medizinverlag, Dr. Kolster Verlags-GmbH
Ifenpfad 2–4, 12107 Berlin

Korrespondenz:
info@kvm-verlag.de

www.kvm-medizinverlag.de

1. Auflage 2022

Projektleitung: Kathrin Fiedler, Freiburg im Breisgau
Lektorat: Renate Mannaa, Berlin
Foto- und Filmaufnahmen: Martin Kreutter, Marburg (Lahn)
Bildnachweise: S. 20, „Kniegelenk" © Axel_Kock,
S. 31, „Knieschmerz" © Piyawat Nandeenopparit (www.shutterstock.com)
Layout und Satz: Gay & Sender, Bremen
Gesamtproduktion: KVM – Der Medizinverlag, Berlin
Druck: GZH d.o.o. (www.gzh.hr), Zagreb
ISBN: 978-3-86867-601-3
Printed in Croatia